LEILA PARKER
WULFING VON ROHR

Das Praxisbuch der Kinesiologie

GOLDMANN VERLAG

Originalausgabe

Umwelthinweis:
Alle bedruckten Materialien dieses Taschenbuches
sind chlorfrei und umweltschonend.
Das Papier enthält Recycling-Anteile

Der Goldmann Verlag ist ein Unternehmen
der Verlagsgruppe Bertelsmann

Originalausgabe September 1996
© 1996 Wilhelm Goldmann Verlag, München
© der englischsprachigen Rechte Leila Parker, Santa Fe
Umschlaggestaltung: Design Team München
Sämtliche Fotos: MSI, Santa Fe, New Mexico
Grafiken: Kathleen Ernst-Shore, Santa Fe
Satz: All-Star-Type Hilse, München
Druck: Presse-Druck Augsburg
Verlagsnummer: 13934
Lektorat: Olivia Baerend
Redaktion: Ingrid Holzhausen
kf · Herstellung: Martin Strohkendl
Made in Germany
ISBN 3-442-13934-1

1 3 5 7 9 10 8 6 4 2

Inhalt

Danksagung.. 7
Geleitwort.. 9
Warum ich dieses Buch schreibe 11
Einführung.. 13

Teil I: Das Wesen der Kinesiologie

1. Der Körper als Ganzheit....................................... 21
2. Bewußtsein ist der Schlüssel zur Transformation 27
3. Alte emotionale Wunden heilen 31
4. Wie Kinesiologie Ihnen helfen kann 35

Teil II: Techniken der spezialisierten Kinesiologie

1. Kinesiologie als Studium der Aktivierung von Muskeln 41
2. Techniken des Muskeltestens.................................. 51
3. Touch for Health.. 67
4. Techniken zum Selbst-Test..................................... 75
5. Techniken zum Ersatz-Test..................................... 81

Teil III: Praktische Anwendung der Kinesiologie im Alltag

1. Testen von Nahrungsmitteln und Ergänzungsstoffen 87
2. Nahrungsmittelgruppen und Ernährungsvorschläge 91
3. Testen von Naturheilmitteln 99
4. Testen von emotionalem Streß und Schmerzen,
   Ausgleichstechniken zur Lösung und Heilung............. 103
5. Sich Ziele setzen 111
6. Alte Muster und Blockaden auflösen........................ 115

7. Testen und Überwinden von Lernschwierigkeiten,
   Harmonisierung der Gehirnhälften 121
8. Testen von Tieren 141

Teil IV: Verantwortung für die eigene Gesundheit übernehmen

1. Heilung bewußt anstreben 147
2. Sie brauchen Kinesiologie nicht immer 153

Literaturhinweise 158

Danksagung

Dieses Buch spiegelt Beiträge vieler Pioniere auf dem Feld der spezialisierten Kinesiologie. Dr. George Goodheart, Dr. Sheldon Deal, Dr. John Thie, Dr. David Walther und Dr. John Diamond sind zuerst zu nennen. Sie haben zahlreiche grundlegende Testmethoden und Ausgleichsverfahren entwickelt, die heute weithin verwendet und auch in diesem Buch beschrieben werden.

Dr. John Thie hatte die Vision und spürte den Auftrag, seine Erkenntnisse über natürliche Gesundheitsvorsorge durch das von ihm entwickelte *Touch for Health* mit anderen zu teilen.

Dr. Paul Dennison führte weitere Forschungsarbeiten durch und entwickelte die *Educational Kinesiology*, die mit etlichen Übungen in diesem Buch ebenfalls vertreten ist.

Ich möchte vor allem auch meinen Lehrern und Freunden danken: Mary Louise Muller, Dr. Bruce Dewe und Joan Dewe, Gordon Stokes und Phillip Crockford, die mich inspiriert haben und mir so viel mehr als nur Seminarmaterial gaben.

Ein besonderes Dankeschön an Bernhard Studer für seine Unterstützung und an Rosemarie Sonderegger-Studer für ihren Enthusiasmus und ihre Hilfe sowie für ihr Geleitwort, das mir eine große Ehre ist.

Ein Dank geht ebenfalls an alle meine Klienten, Studenten und Seminarteilnehmer, von denen ich so viel lernen konnte.

Ein sehr liebevolles Dankeschön an meine Eltern, Bruce und Christiane Turner, für ihre Hilfe seit meiner ersten kinesiologischen Studien bis heute.

Und schließlich möchte ich mich besonders herzlich bei meinem Mann Brent bedanken, dessen liebevolle Ermutigung und wundervolle Unterstützung es mir möglich gemacht haben, diese Reise zu beginnen und zu vollenden.

Geleitwort

Mit diesem verständlich geschriebenen Buch gibt Leila Parker interessierten Laien einen Einblick in die Welt der Kinesiologie.

Das Buch lädt zum Experimentieren ein und bietet dem Leser mit praktischen Übungen aus den verschiedenen Kinesiologie-Richtungen die Möglichkeit, seine Körperenergien zu aktivieren oder ins Gleichgewicht zu bringen. Das freudvolle, ehrliche Engagement von Leila Parker führt darüber hinaus in die Philosophie der Kinesiologie ein, welche beinhaltet, daß jeder Mensch viele Möglichkeiten besitzt, um sein eigenes Wohlbefinden zu stärken und damit einen Beitrag zum harmonischen Zusammenleben mit sich selbst, mit Familie und Umwelt zu leisten.

Möge dieses Buch vielen Menschen eine Bereicherung sein.

Rosemarie Sonderegger

Rosemarie Sonderegger ist Kinesiologin, frühere Vorsitzende und jetziges Fakultätsmitglied des *International Kinesiology College*, Zürich.

Warum ich dieses Buch schreibe

In diesem Buch sollen die wunderbaren Möglichkeiten der Kinesiologie vorgestellt werden.

Kinesiologie in ihren verschiedenen Formen und Schulen ist inzwischen eine weithin anerkannte alternative Diagnosetechnik und eine ganzheitliche Therapiemethode.

Die wenigen bisher erschienenen Fachbücher richteten sich an Chiropraktiker, Ärzte und andere Therapeuten oder wurden in Form von Seminarhandbüchern veröffentlicht.

Dieses Buch stellt Kinesiologie zur Heilung und Selbstheilung vor, ohne einer bestimmten Richtung verpflichtet zu sein, und auf eine Weise, die es auch jedem Laien ermöglicht, die Grundlagen zu verstehen und die Übungen anzuwenden.

Ich habe mich bemüht, medizinische und technische Begriffe so weit wie möglich zu vermeiden. Einige sonst eher komplexe Konzepte haben wir vereinfacht, damit das Wesen, die Wirksamkeit und die Schönheit der Kinesiologie im Mittelpunkt bleiben.

In diesem Buch finden Sie sehr praktische Werkzeuge und Übungsvorschläge, die sich für den Alltag eignen.

Sie lernen kinesiologische Verfahren kennen, die besonders aussagekräftig, sicher und einfach zugleich sind.

Für Ihre Heilung und Selbstheilung, für Ihren ganz persönlichen Prozeß der ganzheitlichen Entwicklung und bewußten Selbstwerdung wünsche ich Ihnen von Herzen alles Gute. Vertrauen Sie auf die Kraft der Natur – und auf sich selbst!

Leila Parker

Einführung

Was ist Kinesiologie?

Der Begriff Kinesiologie besteht aus zwei Wortwurzeln, nämlich *kines*, was Bewegung bedeutet, und *logie*, was das Wissen bzw. Studium eines Gegenstandes bezeichnet. Das Wort Kinesiologie wird heute im allgemeinen als Überbegriff für die Wissenschaft, die Kunst und die Philosophie des Muskeltestens verwendet.

Als Wissenschaft befaßt sich Kinesiologie mit der Anwendbarkeit und Durchführung spezieller Muskeltests. Wir sprechen von Struktur, Bewegungskorrekturen, Ausgangspunkten und Verlauf von Muskeln, Meridianen, Akupressurpunkten usw.

Als eine Kunst bezieht sich Kinesiologie darauf, welchen Druck wir bei einem speziellen Muskeltest wählen. Die Kunst liegt auch darin, eigene (Vor-)Urteile beim Muskeltest auszuschalten sowie in der Öffnung für unsere Klienten und in der Art, wie wir über Kinesiologie mit anderen sprechen.

Schließlich könnte man über Kinesiologie auch ein philosophisches Buch schreiben. Fast jeder Kinesiologe wird seine eigenen Anschauungen darüber hegen und vertreten, was Kinesiologie eigentlich ist.

Hier geht es um die Einheit in der Verschiedenheit von allen Wesen der Schöpfung und um den Respekt vor der Einzigartigkeit jedes Menschen, um die Unterstützung von Entwicklung und die Erkenntnis, daß in jedem Körper eine eigene innere Weisheit wirkt.

Die sogenannte »Angewandte Kinesiologie« geht auf die Chiropraktik zurück. Chiropraktik beruht auf der Annahme, daß Gesundheit von innen kommt – durch die eigene Körperintelligenz. Daniel Palmer hat am Ende des letzten Jahrhunderts die Chiropraktik entwickelt. Er ging davon aus, daß die innere, körpereigene Intelligenz mit jener universellen Intelligenz verbunden ist, welche die gesamte Schöpfung bestimmt.

Der Begründer der Angewandten Kinesiologie, George Goodheart, D.C. (»Doctor of Chiropractic«), entdeckte Möglichkeiten, wie die Muskeln und die Energien des Körpers mittels verschiedener Reflextechniken ausgeglichen werden können. Er fand auch heraus, daß es zwischen der in der Akupunktur aktivierten Energie und speziellen Muskeln eine direkte Beziehung gibt.

John F. Thie, D.C., erkannte die Chance, diese hochwirksamen, doch letztlich sehr einfachen Techniken und Verfahrensweisen so systematisch zu ordnen und darzustellen, daß jeder sie anwenden könnte. Seine Vision führte zur Entwicklung eines eigenen Systems, dem sogenannten »Touch for Health« (siehe Teil II, 3.).

Aus der Angewandten Kinesiologie und Touch for Health haben sich eine Reihe von kinesiologischen Praktiken entwickelt. Diese Zweige der Kinesiologie verfolgen das Ziel, die körperlich-strukturellen, biologisch-chemischen und emotional-mentalen Aspekte des Menschen auszugleichen, sie unterscheiden sich nur hinsichtlich ihrer Schwerpunkte und Vorgehensweisen.

»Spezialisierte Kinesiologie« ist der Name, der als Überbegriff die verschiedenen Zweige bezeichnet, die aus Touch for Health abgeleitet wurden. Manchmal nennt man dieses Wissen aber auch einfach nur Kinesiologie ohne jeden Zusatz.

Spezialisierte Kinesiologie ist eine einfache und doch tiefgreifende Weise, um mit Ihrem Körper zu »sprechen«, sich für seine Weisheit zu öffnen und Nutzen aus dem ziehen zu können, was er Ihnen mitteilt.

Durch Muskeltests erschließen wir den menschlichen Biocomputer. In unseren inneren Datenbanken ist die gesamte

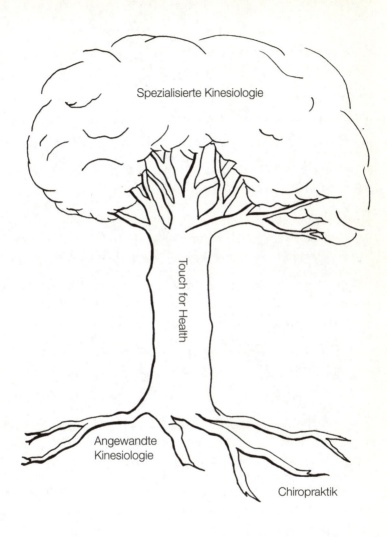

Abb. 1: Chiropraktik und Angewandte Kinesiologie sind die Wurzeln, Touch for Health ist der Stamm, und Spezialisierte Kinesiologie ist in den Zweigen und Blättern dieses »Heilungsbaumes« dargestellt.

Information gespeichert, welche notwendig ist, um Gesundheit und Funktionsfähigkeit des Menschen aufrechtzuerhalten. Diese Datenbanken enthalten auch Informationen über Glaubenssysteme und Verhaltensmuster und über die Art, wie diese mit unseren Lebensumständen interagieren.

Kinesiologie erleichtert den Prozeß, diese Informationen zu »lesen«, zu nutzen und zu erfahren, wie unser gesamter Organismus auf allen Ebenen – den physischen, emotionalen und mentalen – wieder ins Gleichgewicht gebracht werden kann, wenn es irgendwo zu Störungen gekommen ist.

Verschiedene kinesiologische Richtungen haben unterschiedliche Ausgleichstechniken entwickelt, die sich auf den gesamten Menschen auswirken. Die Veränderungen, welche Menschen während und nach kinesiologischen Sitzungen erfahren, sind oft tiefgreifend und andauernd.

Kinesiologie heilt natürlich nicht alles, aber es stärkt die Selbstheilungskraft des Körpers, egal, um welche Symptome es sich auch handeln mag. Kinesiologie hat die Fähigkeit, die eigene innere Weisheit des Körpers zu aktivieren, um herauszufinden, wo ein Ungleichgewicht besteht, und was notwendig ist, um den Energiefluß wieder in Bewegung zu bringen.

Im folgenden weitere Ansätze zur Definition von Kinesiologie:
»Kinesiologie, buchstäblich das Studium von Körperbewegung, ist ein ganzheitlicher Ansatz, um die Bewegung und die Interaktion der Energiesysteme eines Menschen auszugleichen. Eine sanfte Bewertung von Muskelreaktionen überprüft jene Bereiche, in denen Staus und Ungleichgewichte das physische, emotionale oder energetische Wohlbefinden beeinträchtigen. Dieselbe Methode dient zur Identifikation jener Faktoren, die zu solchen Störungen beitragen können.

Die natürlichen Heilreaktionen des Körpers werden durch Energieanwendung auf Reflex- und Akupressurpunkte stimuliert und indem bestimmte Körperbewegungen sowie Ernährungsstützen eingesetzt werden. All dies kann zu einem ver-

16

besserten physischen und mentalen, emotionalen und spirituellen Wohlbefinden beitragen.«

So definiert die »Kinesiology Federation of the United Kingdom« Kinesiologie.*

Man kann Kinesiologie auch als ein System der natürlichen Gesundheitsvorsorge beschreiben, das Muskeltests mit Prinzipien der chinesischen Medizin verbindet, um Energie und Körperfunktionen zu bewerten, und dabei eine Vielzahl sanfter, jedoch hochwirksamer Heiltechniken anwendet, um die Gesundheit und die Vitalität zu verbessern.

Kinesiologie kann bei einem großen Spektrum von Gesundheitsstörungen helfen, zum Beispiel bei Allergien, Angst, Rückenschmerzen, Dyslexia, Ermüdungserscheinungen, Kopfschmerzen, Schlaflosigkeit, Muskelschmerzen, Hautproblemen, Sportverletzungen, Streß und vielen anderen häufig vorkommenden Leiden.

---

* Zitiert in: John F. Thie, D.C., *Keeping in Touch*, 1995, S. 5.

Teil I

Das Wesen der Kinesiologie

»Ich glaube wie Hippokrates daran, daß der Körper einen inneren Heiler hat, und sein Name ist Archeus (organische Lebenskraft, Weltgeist) ... all unsere Bemühungen, Gesundheit zu erhalten und Heilung zu erzielen, sollten in Harmonie mit Archeus erfolgen.«

Paracelsus

1.
Der Körper als Ganzheit

Gesundheit ist eine Sache von Balance und Ausgeglichenheit. Der Mensch ist ein Wesen, das von einer Körperstruktur bestimmt wird, von biochemischen Prozessen und von psychologischen sowie spirituellen Vorgängen. Die körperliche Grundstruktur und die natürliche Biochemie wirken zusammen und beeinflussen die psychologische Seite des Menschen und umgekehrt.

Die angestrebte Balance läßt sich als ein Dreieck beschreiben, dessen drei Seiten – die körperliche Struktur, die biochemischen Abläufe und die psychischen sowie spirituellen Bewußtseinsprozesse – gleich lang sind. Die Begriffe »psychisch« und »spirituell« beziehen sich sowohl auf emotionale als auch auf mentale und höhere Bewußtseinsprozesse.

Dieses Modell einer Gesundheitstriade weist auf eine wundervolle Symmetrie hin und inspiriert viele Heilkundige – als gedankliches Konzept und als Anleitung zur praktischen Behandlung.

John F. Thie bringt in seinem Buch *Touch for Health* ein sehr klares Beispiel für das Wechselspiel zwischen den drei Seiten dieses Modells: »Wir versuchen, den Körper als eine Ganzheit zu betrachten, als eine Einheit. Was im Kopf passiert oder was zum Mund hereinkommt, übt auf den gesamten Körper eine Wirkung aus.« Er schreibt weiter: »Wenn wir es zum Beispiel mit einem verspannten Muskel in der Hüfte zu tun haben, wird die sich daraus ergebende Spannung, welche die Bewegung (der Hüfte) beeinträchtigt, auch eine neue Spannung für den Fuß verursachen und weiter auf andere Muskelpartien übergehen. Das führt zu einer veränderten allgemeinen Körperhaltung, welche sich auf die Lage und die Versorgung der inneren Organe auswirkt, was wiederum zu einer Veränderung der Ausscheidung führt und auch die psychologische Befindlichkeit des Menschen verändert. Er wird anders denken und fühlen als zuvor – und sich dann in seiner Haltung (der körperlichen wie der geistigen) erneut neu einrichten.«

Alles hängt mit allem zusammen. Der dreihundertjährige Dualismus des französischen Mathematikers und Philosophen René Descartes – Körper und Geist sind verschieden und sollten unterschiedlich behandelt werden – durchdringt noch heute das Denken in Medizin und Psychologie: Behandle den Körper auf der körperlichen Ebene, behandle den Geist auf der geistigen Ebene. Es gibt immer noch Psychologen, die glauben, daß ihre Arbeit vom Hals an aufwärts stattfindet. In diesem Denken gefangen, üben auch viele Mediziner ihren Beruf aus, ohne weiter über Zusammenhänge zwischen Körper und Geist nachzudenken.

In der Alltagspraxis bilden Therapeuten eine einzigartige Gruppe, deren Wissen und Methoden bei der Behandlung struktureller, biochemischer und psychischer Aspekte des genannten Gesundheitsdreiecks besondere Möglichkeiten haben.

Chiropraktiker leisten hervorragende Arbeit am Körper, manche beschäftigen sich ausschließlich mit der Behandlung von Verrenkungen und Knochenverschiebungen und erzielen oft wunderbare Erfolge damit. Doch wird sich der Gesamtzustand des Patienten noch weiter verbessern, wenn die anderen beiden Aspekte ebenfalls berücksichtigt werden.

Die chemische Behandlung ist Sache der Ärzte.

Ernährungsberater gehen auch auf die biochemische Seite des Gesundheitsdreiecks ein, jedoch auf andere Weise als die Medizin.

Ärzte werden versuchen, mit Beruhigungsmitteln und Psychopharmaka auf die mentale Ebene einzuwirken und mit muskelentspannenden Medikamenten und Schmerzmitteln auf die körperliche Ebene.

Die Behandlung der Psyche war bislang bekanntlich die Domäne von Psychiatern und Psychologen.

Glücklicherweise haben viele ganzheitlich arbeitende Therapeuten das gleichseitige Gesundheitsdreieck als Arbeitsgrundlage akzeptiert, und das Modell von Descartes nimmt zusehends an Bedeutung ab.

Candace Pert, Leiterin der Abteilung für Gehirnchemie am National Institute of Mental Health, betrachtet den Körper »als die äußerliche Manifestation des Geistes« und als einen vom Ganzen untrennbaren Teil. Ein Beispiel dafür bieten die Neuropeptide, spezielle Stoffe, welche in hohem Maße unsere Gefühle steuern. Man findet sie nicht nur in unserem Gehirn, sondern auch anderswo im Körper, zum Beispiel im Darm. Pert meint, daß »Gefühle nicht nur im Gehirn sind, ... sie werden im Körper ausgedrückt und sind Teil des Körpers«.

Diese Ansätze bilden einen konstituierenden Teil der Angewandten Kinesiologie, von Touch for Health und spezialisier-

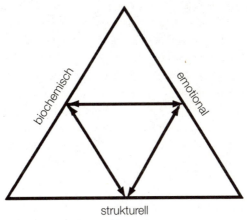

Abb. 2: Das Gesundheitsdreieck. Kinesiologie spricht alle drei Aspekte des Menschen an und integriert sie.

ten Formen der Kinesiologie. Die Integration aller drei Seiten des Gesundheitsdreiecks stellt die Grundlage für dauerhafte positive Veränderung und Heilung dar.

Kinesiologie ist ganzheitlich

Wir hören oft, daß zahlreiche alternative und/oder nicht-medizinische Therapien »ganzheitlich« seien. Das trifft häufig nicht zu. Gesundheit besteht in einem ausgewogenen Gleichgewicht zwischen den drei genannten Teilaspekten von Gesundheit. Wenn die Gesundheit beeinträchtigt ist, ist mindestens ein Faktor beteiligt, meistens jedoch zwei oder sogar alle drei.

Eine wirklich ganzheitliche Therapie oder Heilweise wird alle drei Aspekte betrachten und untersuchen – den strukturellen, den chemischen und den mentalen –, die zusammenwirken und gemeinsam die Gesundheit der ganzen Person repräsentieren. Wahre Gesundheit ist eine Balance aller drei Aspekte im mehrfach erwähnten Gesundheitsdreieck.

Ein Beispiel: Eine Klientin kam mit starken Schmerzen in ihrem linken Fußknöchel und Fuß. Sie hatte die linke Seite ihres Körpers stärker beansprucht als die rechte, wegen einer alten Verletzung auf der rechten Seite. Übungen im Rahmen eines Fitneßprogramms hatten das linke Fußgelenk noch zusätzlich strapaziert.

Ihr erster Therapeut hatte direkt am linken Fuß gearbeitet, woraufhin die Schmerzen schlimmer denn je zuvor wurden. Sie kam dann in meine Praxis, wo wir vor allem an einer emotionalen Klärung und einem Energieausgleich arbeiteten. Ihr Hauptproblem war die feste Überzeugung, nicht viel wert zu sein.

Die Schmerzen ließen im Verlauf der kinesiologischen Behandlung um etwa achtzig Prozent nach. Erst anschließend arbeiteten wir am Ausgleich verschiedener Muskeln des

Rückens, der Hüfte und der Beine, um so eine allgemein bessere Körperhaltung zu erzielen.

Ganz am Schluß erst folgte eine sanfte Massage am Fußgelenk und Fuß sowie eine Testung der Nahrungsmittel, die ihr helfen würden, die Bedürfnisse des Körpers besser zu erfüllen. Nach rund zweieinhalb Stunden waren die Schmerzen vollständig verschwunden.

Spezialisierte Kinesiologie hilft dem Therapeuten:
▷ herauszufinden, auf welcher Seite dieses Dreiecks die Unausgewogenheit besteht;
▷ welches die wirklichen Ursachen für die Disharmonie sind, was keineswegs immer gleich offen zutage liegt;
▷ die rechte Balance auf allen drei Ebenen von Gesundheit – körperlich, biochemisch und geistig – wieder herzustellen.

Nur der Körper ist der wahre Heiler

»Ich erkenne meinen Körper als einen guten Freund. Jede Zelle in meinem Körper besitzt göttliche Intelligenz. Ich höre auf das, was er mir sagt, und weiß, daß sein Rat wertvoll ist.«

Louise Hay

Kein Therapeut, kein Medikament und keine Therapieform kann irgend etwas oder irgend jemanden heilen. Kein »Heiler« heilt jemals – vielmehr führt der Körper selbst den Heilungsvorgang durch. <u>Niemand kann Sie heilen. Heilung kommt von innen.</u>

Es gibt auch nichts, was über die eigene, innere Heilkraft eines Körpers hinausginge. Obwohl wir noch nicht genügend verstehen, wie dieser Prozeß im einzelnen vonstatten geht, wissen wir jedoch, daß die Balance des Energieflusses und der Körperhaltung dem Körper die beste Voraussetzung gibt, um sich aus diesem Zustand des Gleichgewichts selbst zu heilen.

Dies ist der innere Heiler, Archeus, von dem Paracelsus sprach – unsere schöpferische Intelligenz, angeborene Weisheit, Intuition, höheres Selbst oder anderes.

Der Körper ist, wie alles in unserem Leben, ein Spiegel unserer innersten Gedanken und Überzeugungen. Ihr Körper spricht immer mit Ihnen, wenn Sie ihm nur zuhören wollen. Der Körper wird Ihnen sagen, wann Sie ruhiger werden oder etwas essen sollten, er wird Ihnen mitteilen, was Sie zu sich nehmen sollten und was lieber nicht. Ihr Körper wird Ihnen alles sagen, was Sie brauchen, um Gesundheit an Körper, Geist und Seele zu erleben.

Jede Zelle unseres Körpers reagiert auf jeden einzelnen Gedanken, den Sie haben, jedes Gefühl, das Sie spüren, jedes Wort, das Sie sprechen. Unser Körper ist unser Freund und will nur das Beste für uns. Wenn wir also aus dem Gleichgewicht geraten sind und unser Körper negative Muster zeigt, die zu Schmerz und Krankheit führen, dann hat der Körper unsere emotional-mentalen Muster übernommen und auf seine Weise »verarbeitet«. Wenn Sie Muskelkater haben, weil Sie zuviel trainiert haben, könnten Sie sich zum Beispiel fragen, warum Sie zu hart trainiert haben usw.

Spezialisierte Kinesiologie ist eine einfache und dabei tiefgreifende Methode, mit Ihrem Körper zu sprechen, seine Weisheit zu erschließen und sinnvoll anzuwenden, was er Ihnen zu sagen hat.

Indem wir Muskelreaktionen auf bestimmte Reize beobachten und bewerten, gelangen wir an Informationen heran, die unserem Alltagsbewußtsein oft nicht zugänglich sind. Das hilft, die Ursachen von Symptomen auf den unterbewußten und zellulären Ebenen zu erkennen. Spezielle Test- und Heilverfahren erlauben, Korrekturen vorzunehmen, um Streß abzubauen, damit der Körper wieder zu seiner ursprünglichen, natürlichen Harmonie zurückfindet.

2.
Bewußtsein ist der Schlüssel zur Transformation

Ein ganzheitlicher Ansatz zur Gesundheits- und Energiearbeit verbindet jeden Aspekt, jede Ebene und jede Dimension unseres Seins. Wir alle besitzen einen »holographischen Computer«, dem physischen Körper, der alles außen anzeigt, was innen vorgeht. Er enthält die Summe aller unserer Erfahrungen, seit der Empfängnis (und darüber hinaus), und bringt sie äußerlich zum Ausdruck.

Diese Erfahrungen werden in unseren Gedankenmustern, Glaubenssätzen, unerledigten Emotionen und Traumata usw. gespeichert. Echte Heilung braucht Zeit, manchmal ein ganzes Leben lang, indem Schicht für Schicht abgetragen wird. Der Körper verfügt über die innere Weisheit, genau die richtige Reihenfolge und den richtigen Zeitpunkt zu wählen, um diese Schichten und ihre Komponenten nach und nach zu klären.

Es gibt viele Möglichkeiten und Methoden, unter denen wir aussuchen können, um die Körperweisheit zu erschließen. Die Antworten kommen aber immer aus unserem Inneren. Der Therapeut ist nicht selbst der Heiler, sondern ein Helfer, der uns bei unserem eigenen Heilungsprozeß sozusagen als Katalysator zur Seite steht.

Unsere Offenheit und Ehrlichkeit uns selbst gegenüber, der Mut, uns der inneren Wahrheit zu stellen, werden uns erlauben, unsere Ganzheitlichkeit und Einheit mit dem Universum zu finden. Diese abenteuerliche Reise, dieser Tanz der ständigen Transformationen, führt uns zu einem inneren Ort von Selbstvergebung, Liebe und Freiheit und hilft uns, bewußte Entscheidungen zu treffen.

Spezialisierte Kinesiologie setzt präzise Muskeltests als Biofeedback-System ein und macht es damit möglich, über den Körper zu kommunizieren, um wichtige Energieblockaden und Ungleichgewichte zu identifizieren, die auf den physischen und metaphysischen Ebenen unseres Wesens Streß verursachen.

Auf unserer Reise zur Heilung gibt es keine Versprechungen und keine Garantien. Es geht um unsere Selbstverantwortung, Bereitschaft und Offenheit, loszulassen und uns zu verändern. Dieser Prozeß bestimmt die Dauer, wie lange es braucht, um wieder zu heilen.

Heilung ist in uns

In uns ist Leben. In uns ist Heilung. Die Energie des Lebens macht es möglich, daß wir heilen und wachsen. Paracelsus sprach von dieser Kraft als dem *Archeus*. In anderen Kulturen nennt man diese heilende, innere Lebenskraft *Prana*, *Chi* oder *Spirit*. Sie ist es, die wahre Heilung initiiert und bewirkt. Ein Medikament kann die Symptome einer Krankheit lindern, aber sie nicht heilen. Die wirkliche Gesundung hat immer mit einer wesentlichen Veränderung des Menschen in seiner Haltung sich selbst und dem Leben gegenüber zu tun.

Diese Lebensenergie fließt durch die Akupunkturmeridiane und belebt Organe und Gewebe. Ein Ungleichgewicht im Fluß der Lebensenergie führt letztlich zu Krankheit. Ungleichgewicht entsteht durch Streß – körperlichen oder psychischen, inneren oder äußeren.

Wir müssen den Streß verringern, der bestimmte Energieungleichgewichte im Körper erzeugt und damit den Fluß der Lebensenergie behindert oder blockiert. Der Klient muß lernen zu erkennen, welche seiner Verhaltensweisen oder Muster die eigene Heilenergie vermindert oder schwächt – sei es im Bereich der Ernährung, in seinem Lebensstil, bei körperlicher Betätigung, in seinen emotionalen Einstellungen oder anderswo. Was zieht ihn aus seinem gesunden »Normalzustand« heraus? Das muß erkannt und geändert werden.

Wir müssen die Streßmuster und die spezifischen negativen Emotionalmuster korrigieren, die Krankheiten zugrunde liegen. Die meisten Gesundheitsstörungen und anderen Probleme beginnen auf der Energieebene. Wenn man die ersten Manifestationen von Störungen bereits auf der Energieebene erkennt, kann man sie schon dort mit kinesiologischen und weiteren Methoden klären und ausgleichen. Damit wird der Körper in seiner Selbstheilungskraft von Anfang an gestärkt.

Sofortheilung

Jede neue Bewußtwerdung ist bereits eine »Sofortheilung«, und jede Heilungserfahrung wirkt transformierend. In der Kinesiologie nennen wir diesen Vorgang eine »Klärung« (»*clearing*«) und/oder »Auflösung«. Beide Erfahrungen, Klärung und Auflösung, vermitteln uns ein inneres Gefühl, wie reich und erfüllt das Leben sein kann und wie wir jetzt leben.

Wenn wir uns das Gesamtbild ansehen, repräsentiert auch dieses jedoch nur eine einzige Facette, eine Schicht unserer ganzen Lebenserfahrung. Mit anderen Worten – diese neue Wahrnehmung unserer selbst ist ein Element bei unserem Bestreben nach besserer Gesundheit und Erfüllung.

Es bedarf der Eigenverantwortung für Transformation und Heilung, aber dieses Wort muß Sie nicht erschrecken. Wenn wir Verantwortung für uns und unsere Heilung übernehmen und uns selbst dazu verpflichten, aktiv etwas für unsere Heilung zu tun, vertrauen wir uns damit dem Prozeß des Lebens an.

3.
Alte emotionale Wunden heilen

Emotionen können die Ursache von Streß-Ereignissen sein oder lediglich deren Komponenten. Nicht geheilte Gefühle sind jedoch wie nicht verheilte Wunden. Sie werden uns, unser Befinden und unsere Leistungsfähigkeit behindern, bis sie geheilt sind.

In unausgeglichener Energie ist immer eine emotionale Komponente enthalten, egal, ob sie bewußt oder unbewußt besteht, ob sie verdrängt, geleugnet oder erwünscht ist. Wenn wir die Gefühle in unser Bewußtsein heben, helfen wir unserem Körper, den Heilungsvorgang auf einer tieferen Ebene zu vollbringen. Das führt zu einer vollständigeren Wiederherstellung der körperlichen Energien.

Ein nicht geheiltes Gefühl kann zum Auslöser für ein wiederkehrendes oder andauerndes Ungleichgewicht von Energien werden – in den Muskeln, im Hormonhaushalt, auf der mentalen Ebene usw. Das ungeklärte, ungeheilte Trauma, auf das sich die Emotion bezieht, kann auf ein einziges Ereignis zurückgehen oder auf einer ständigen Situation beruhen, es kann aus der Vergangenheit stammen oder aus der Gegenwart. Die Tatsache, daß Energien unausgeglichen sind, ist ein Hinweis darauf, daß der Körper sich mit dem betreffenden Thema nicht richtig auseinandergesetzt hat oder sich gegenwärtig damit nicht beschäftigt.

Es wird inzwischen weithin anerkannt, daß emotionaler Streß die Widerstandskraft gegen Krankheit schwächt oder zumindest beeinträchtigt und ebenso das körperliche Gleichgewicht. Weitere Störungen, die mit emotionalem Streß in Verbindung gebracht werden, sind Partnerschaftsprobleme, Dyslexie (Lesestörungen) und Allergien; auch Störungen des Energieflusses in den Meridianen, Chakras und in der Aura gehören dazu.

Emotionaler Streß ist vielleicht nicht die einzige Ursache für ein offensichtliches Problem – wie Schmerzen, Schwäche, Behinderungen oder Fehlfunktionen. Doch solange die emotionale Komponente der vorliegenden Gesundheitsstörung nicht zur Kenntnis genommen, behandelt und geheilt wird, bleibt dieser Streßfaktor im »Energiegedächtnis« des jeweiligen Organs, Muskels oder Körpersystems eingeprägt und eingelagert und wird häufig zum Auslöser von immer wiederkehrenden Symptomen.

Deshalb müssen wir uns mit den wirklichen Themen beschäftigen und die Verantwortung für unser Verhalten und unsere Reaktionen übernehmen, um positive und langanhaltende Veränderungen in unserem gesamten Gesundheitszustand zu bewirken.

John Bradshaw, Autor zahlreicher psychologischer Standardwerke in den USA, stellt fest: »Unser Körper trägt den Schmerz unseres verwundeten inneren Kindes mit sich herum.« Unsere nicht geklärten Themen werden auf der Ebene des Körpers und/oder unseres Verhaltens zum Vorschein kommen.

Kinesiologie kann auf die emotionalen Aspekte unserer Probleme eingehen, auf das komplexe Netz von untereinander verknüpften Faktoren. Wenn wir die Reaktionen oder »Antworten« des Anzeigemuskels auf verschiedene Reize prüfen, können wir so Energieblockaden und Ungleichgewichte feststellen, die Streß, Schmerzen und Probleme verursachen. (Siehe auch Kapitel 7 über Techniken des Muskeltestens.)

Wir gehen tiefer als das uns bewußte Symptom und isolieren die Ursachenfaktoren auf den unterbewußten, zellulären und ätherischen Ebenen.

Die Antwort liegt immer in uns! Indem die Kinesiologie die dem Körper angeborene und innewohnende Intelligenz und Weisheit anerkennt, macht sie es dem Körper möglich, sich selbst in seiner Geschwindigkeit und nach seinen Prioritäten zu »klären« und zu heilen. Damit unterstützen wir Veränderungen auf leichte und sanfte Weise.

Um noch besser zu verstehen, wie Kinesiologie emotionale Streßfaktoren lösen kann, wollen wir uns die Definition von Schmerzen ansehen. In der Akupunktur und in der Kinesiologie wird Schmerz als ein Ungleichgewicht in bezug auf die Verteilung von Energie im Körper betrachtet. Wenn die als Meridiane bekannten Energiebahnen oder Kanäle blockiert werden, baut sich ein Zuviel an Energie auf und führt oft zu Schmerzen. Dies kann als ein emotionaler, mentaler, spiritueller oder auch physischer Schmerz erlebt werden. Solche Disharmonien in der Energieverteilung gehen auf unterschiedliche Streßfaktoren zurück: falsche Körperhaltung oder andere strukturelle Störungen, Ernährungsprobleme, Umwelteinflüsse, psychische Schwierigkeiten usw.

Nach unserer eigenen Lebenserfahrung hat fast jedes körperliche und/oder mentale Problem seine Wurzeln in einer emotionalen Ursache. Emotionen werden durch unsere Reaktionen auf die Wahrnehmung einer Situation ausgelöst. Und wie wir die (Um-)Welt sehen, beruht auf Glaubenssätzen und Weltanschauungen, die wir früh im Leben auf der Basis dessen gebildet haben, wie uns andere behandelten, wie andere miteinander umgingen und wie unsere Bedürfnisse im Verlauf unserer Entwicklung erfüllt wurden. In unseren Überzeugungen sind auch alle Familienbotschaften über unseren Selbstwert enthalten, die alles durchdringen, was wir tun.

Kinesiologie kann diese frühen Prägungen und Muster, die uns daran hindern, ein gesundes und erfülltes Leben zu führen, erschüttern und auflösen. Mit einfachen und sicheren systematisierten Vorgehensweisen, und ohne unnötige emotionale Prozesse auszulösen, kann der Kinesiologe dem Körper helfen, sich selbst neu zu programmieren und das ganze Wesen auf das Ziel der Sitzung einzustimmen.

Ein Ziel der Sitzung könnte zum Beispiel sein, eine erfüllende Beziehung gestalten zu lernen oder mehr inneren Frieden zu finden. (Die Bedeutung, sich Ziele zu setzen, auch für eine einzige Sitzung, wird in Teil III, Kapitel 5 näher erläutert.)

Prioritäten setzen

Ein wichtiger und einzigartiger Aspekt von Kinesiologie ist die Möglichkeit, Probleme und Ungleichgewichte nach ihrer Wichtigkeit zu bewerten. Primäre und sekundäre Probleme können damit unterschieden werden; korrektive Behandlungsweisen richten sich dann auf die primären Probleme.

Ein Beispiel: Falls Ihre Lichter ausgegangen sind, weil eine Sicherung durchgebrannt ist, hilft es überhaupt nichts, an einzelnen Lampen herumzufummeln. Um wieder Licht am gesamten Stromkreis zu bekommen, müssen Sie die primäre Ursache finden – im Schaltkasten. Der Zugang zum Körper ist ähnlich: Identifizieren Sie die primäre Ursache, und dann werden sich, wenn diese behoben bzw. geheilt sind, sekundäre Probleme und Symptome automatisch klären und lösen.

4.
Wie Kinesiologie Ihnen helfen kann

Kinesiologie hilft praktisch jedem, sogar Tieren. Kinesiologische Testmethoden offenbaren auf leichte Weise Ungleichgewichte der Energien auf den verschiedenen Ebenen des Organismus, kinesiologische Klärungs- und Ausgleichsverfahren bringen die Energien des Körpers in ein Gleichgewicht. Damit trägt dieses System dazu bei, die Selbstheilungskräfte des Körpers zu aktivieren.

Krankheiten kommen nicht aus heiterem Himmel, sie stellen üblicherweise das Endergebnis von einer allmählichen Anhäufung von Streßfaktoren dar, die zu Energieproblemen führen, die sich wiederum in körperlichen Symptomen niederschlagen.

Strukturelle Streßfaktoren schließen Muskel- und Gelenkprobleme ein, die ihrerseits eine schlechte Körperhaltung, Schmerzen oder anfangs auch einfach Unwohlsein bewirken.

Chemische Streßfaktoren umfassen Ernährungsmängel, allergische Reaktionen, Hormonstörungen und Umweltgifteinflüsse. Sie wirken auf die Körperchemie ein und führen zu einem breiten Spektrum von Symptomen, von mentaler Desorientierung über Kopfschmerzen bis hin zu Hautproblemen.

Emotionale Streßfaktoren beinhalten unsere Gedanken, Überzeugungen, Einstellungen und Gefühle, sowohl bewußte wie unbewußte, die sich auf die Vergangenheit, die Gegenwart und die Zukunft beziehen. Sie alle können zahlreiche mentale und emotionale Störungen verursachen, einschließlich Angstzustände, Schlaflosigkeit und Suchtverhalten.

Elektromagnetische Streßfaktoren sind Drogen aller Art, seien es Medikamente, psychogene Drogen oder soziale (wie Fernsehen, Computer, Videospiele, Elektronikspielzeug, Walkman). Sie wirken auf die energetischen Schaltkreise unseres Körpers ein und können Verwirrtheit, schlechte Koordination, Dyslexie und andere Störungen zur Folge haben.

Der »Zauber« der Kinesiologie besteht darin, daß der Körper selbst über Muskeltests offenbart, ob und welches Problem existiert, wo und worin es besteht und was genau der Körper braucht, um sich selbst zu heilen. Das Problem wird also an der Wurzel angepackt.

Kinesiologie hilft bei vielen Gesundheitsstörungen, bei denen die übliche westliche Medizin zwar Linderung verschafft, sie aber nicht ganz heilen kann. Das bezieht sich vor allem auch auf solche allgemeinen Zustandsbilder, die keinerlei exakte Krankheitsdiagnose zulassen, wie zum Beispiel chronische Müdigkeit und generellen Energiemangel.

Da Kinesiologie nicht nach spezifischen Symptomen sucht und sich auch nicht auf die Behandlung einzelner, spezieller Symptome stützt, sondern das gesamte System von Körper, Gemüt und Verstand und den ganzen Organismus auf allen seinen Ebenen erfaßt, ist die Liste der Anwendungen praktisch endlos.

Kinesiologie zur Vorbeugung

Kinesiologie kann Ungleichgewichte sogar entdecken, bevor sie sich in körperlichen Symptomen oder Krankheiten manifestieren. Heute wird von fast allen Medizinrichtungen allgemein anerkannt, daß sich Krankheit langsam entwickelt und es bestimmte Früherkennungssignale gibt. Vor allem die Energie- oder Schwingungsmedizin bemüht sich darum, mehr solcher Signale zu einem früheren Zeitpunkt zu erfassen.

Kinesiologie eignet sich gut dazu, frühzeitig Energiestörungen zu entdecken, die sich früher oder später als Gesundheitsstörungen auswirken können. In diesem Buch finden Sie zahlreiche Selbsthilfetechniken zur Vorbeugung.

Kinesiologie ist sicher

Wenn Kinesiologie von gründlich ausgebildeten und gewissenhaft arbeitenden Therapeuten ausgeführt wird, ist sie sehr sicher und kann keinerlei Schaden anrichten. Die Techniken sind einfach und sanft, und sie wirken, indem sie den Energiefluß des Menschen aktivieren. Jede Medizin ist so gut wie der Therapeut, der sie ausübt.

Wenn ein praktizierender Kinesiologe nicht alle Faktoren kennt, die beim Muskeltest wirken, können seine Schlußfolgerungen ungenau oder unzutreffend sein. Ein umfassend ausgebildeter und fachkundig arbeitender Kinesiologe wird nicht behaupten, eine medizinische Diagnose stellen oder eine medizinisch wirksame Behandlung durchführen zu können, wenn er das in Wahrheit nicht kann.

Kinesiologie-Sitzungen

Da es viele unterschiedliche Formen von Kinesiologie gibt, bedarf es der bewußten Suche nach dem Ansatz, der für Sie persönlich richtig ist, und nach dem Kinesiologen, mit dem Sie sich wohl fühlen.

Die meisten Menschen empfinden Kinesiologie-Sitzungen als sehr entspannend. Da die kinesiologischen Klärungs- und Ausgleichsverfahren jedoch sehr wirksam sind, können sie zu tiefgreifenden Energieveränderungen führen, die sich unter Umständen zum Beispiel in Müdigkeit, Schläfrigkeit oder anderen leichten Symptomen ausdrücken. Das sind Anzeichen für eine Veränderung und einen beginnenden Prozeß der Heilung.

Obwohl ein Energieausgleich in dem Moment erfolgt, in dem die kinesiologischen Verfahren angewendet werden, können die heilenden Wirkungen Tage, Wochen oder sogar Monate nach der Sitzung andauern.

Kinesiologie ist zwar hochwirksam, aber sie ist kein Zauberstab, mit dem sich alles kurzerhand kurieren läßt. Es ist wichtig, festzustellen, ob es sich um Kurzzeitsymptome handelt, die in ein paar Sitzungen geklärt werden können, oder um chronische Störungen, welche eine beträchtlich längere Behandlungsdauer benötigen. Heilung ist ein andauernder Prozeß!

Teil II

Techniken der spezialisierten Kinesiologie

»Kinesiologie erklärt die neue Physik besser als irgend etwas anderes.«

Deepak Chopra

1.
Kinesiologie als Studium der Aktivierung von Muskeln

Im Bereich der Anwendung von Kinesiologie betrachtet man Muskeln als Anzeiger von Streß und unausgeglichener oder angestauter Energie im Körper. Muskeltests werden als ein »Biofeedback-Mechanimus« eingesetzt, der uns den Zugang zum »Biocomputer« unseres Körpers öffnet und uns erlaubt, seine »Leistung« richtig zu bewerten und zu verbessern.

Muskeltests stellen ein wirksames und vielseitiges Instrumentarium dar, um verschiedene Ungleichgewichte im Körper aufzuspüren und auszugleichen, die sich auf Streß beziehen.

Streß kann vielfältige Ursachen haben:
▷ Er kann körperlich bedingt und erfahrbar sein (Verletzungen, sportliche Leistungen, Spannungen);
▷ er kann chemisch (Ernährung, Lebensmittelzusätze, Medikamente) bedingt sein;
▷ er kann mental (Überanstrengung, Müdigkeit, unterdrückte und ungelöste Gefühle, »burn-out«, Sorgen, Ziellosigkeit) bedingt sein;
▷ er kann umweltbedingt (giftige Substanzen in Luft und Wasser, klimatische Einflüsse, elektromagnetische Felder) sein.

Streß kann alles sein, was eine Wirkung auf unseren Körper ausübt: »Guter Streß«, wie eine Hochzeit, oder »schlechter

Streß«, wie eine Scheidung, sind beide Formen von Streß, der negativ auf den Körper wirkt.

Indem man die Reaktion eines Muskels auf einen bestimmten Reiz mißt, kann man Blockaden im Energiekreislauf des Körpers orten.

Muskeltests sind eine Kunst

Wie bei allen Künsten bedarf es der Praxis, um darin perfekt zu werden. So wie Sie Zeit und Übung einsetzen müssen, um Klavier spielen zu lernen, braucht es auch Zeiteinsatz und fortlaufende Übung in der Anwendung der Prinzipien der Kinesiologie. Fachkunde, Einfühlsamkeit und Reife erlangen Sie in der Kunst der Muskeltests erst, wenn Sie diese Kunst immer wieder praktizieren.

Wir nutzen diese Kunst, um mit dem Körper zu kommunizieren. Diese Kommunikation macht es möglich, herauszufinden, was energetisch nicht im Gleichgewicht ist.

Obwohl viele Menschen im Zusammenhang mit Muskeltests die Begriffe »stark« und »schwach« verwenden, testen wir in Wirklichkeit nicht die Stärke eines Muskels, sondern vielmehr die neurologischen Schaltkreise vom Muskel zum Gehirn und vom Gehirn zum Muskel, um herauszufinden, ob sie auf die richtige Weise »funktionieren«. Wir achten auf die »Qualität der Reaktion« des Muskels, nicht auf seine »Stärke«. Wir prüfen, ob er beim Muskeltest entweder »widersteht« oder sich »löst«, ob er »angeschaltet« oder »abgeschaltet« ist.

Genaue Muskeltests

Um Muskeltests effektiv zu nutzen, brauchen wir einen genauen Muskeltest. Wir finden Energie- und Muskelungleichgewichte nur durch ein genaues, zutreffendes Muskel-Feedback.

Der Gehirncomputer zeigt an, ob ein Muskel blockiert oder »angeschaltet« ist oder sich löst bzw. »abgeschaltet« ist. Wir achten nur darauf, ob der »Computer« *widerstehen* oder *lösen* »anzeigt«; es kommt uns nicht darauf an, die gesamte Bandbreite der Bewegungsfähigkeit des Muskels zu testen.

Das Hauptproblem für die meisten Kinesiologen besteht darin, nur gerade soviel Druck auf den Muskel auszuüben, wie notwendig ist, um zu testen, ob er Widerstand zeigt.

Weniger geübte Kinesiologen neigen dazu, die vielleicht nur geringfügige »Anzeige« des Blockierens eines Muskels mit mehr und stärkerem Druck zu überwinden. Dann übersehen sie leicht das Widerstandssignal, das der Muskel sendet.

Nehmen wir ein Beispiel: Jemand testet einen starken Muskel wie den *Quadrizeps*, das ist der Schenkelmuskel. Wenn man einen starken Druck darauf ausübt, wird er mit einem stärkeren Widerstand reagieren, weil der Körper der getesteten Person andere Muskelgruppen aktiviert, um das Bein oben zu halten. Nur wenn Sie gerade genug Druck ausüben, um den Muskelwiderstand zu testen, werden Sie ein genaues Ergebnis erzielen.

»Gerade genug Druck« bedeutet, den Muskel zwei bis vier Zentimeter herunterzudrücken – das reicht schon. Halten Sie ihn auch nicht länger als zwei Sekunden herunter, und lassen Sie dann aus. Mehr ist gar nicht nötig.

Falls wir immer weiter und mehr Druck ausüben, während wir uns darüber klarzuwerden versuchen, ob der Muskel widersteht oder nicht, ermüden wir ihn unter Umständen – und damit wird unser Ergebnis ungültig.

Der Druck muß auch allmählich erfolgen, um einen »Überraschungseffekt« zu vermeiden. Falls der Druck plötzlich ausgeübt wird, löst das meist einen »Überlebensimpuls« aus, und die getestete Person wird sich in einem Reflex automatisch anspannen und den Muskel blockieren. Auch das verhindert ein zutreffendes Ergebnis.

Wenn der Druck allmählich und leicht ist, wird die zu testende Person bereit sein für den Muskeltest und offen für das Ergebnis.

Aus einer Reihe von Gründen, die auf der persönlichen Konditionierung des Testers und der getesteten Person beruhen, wird aus einem Muskeltest allzuoft ein Kräftemessen. Bei einem guten Muskeltest sind beide beteiligten Menschen daran interessiert, Ungleichgewichte zu entdecken. Es geht nicht um einen »Wettbewerb«, bei dem einer gewinnt und einer verliert.

Wir suchen nach dem Punkt, an dem der Muskel widersteht; es geht, wie oben schon betont, nicht um das ganze Bewegungsspektrum des Muskels. Wir suchen Zusammenarbeit, nicht Wettbewerb.

Muskelstärke und Muskelbalance werden richtig eingeschätzt, wenn man Muskeltests nur mit einem leichten Druck durchführt. Die Qualität der Reaktion von Muskeln, die keinen Widerstand zeigen, kann durch bestimmte Techniken korrigiert und verbessert werden – wie Akupressur, Reflexzonenarbeit und andere Heilmethoden.

Ausgangshaltung und Bewegungsrichtung

Um möglichst genaue Resultate zu erzielen, sollten wir einen Anzeigemuskel wählen, der auf Reize reagiert, ohne daß zahlreiche weitere Muskeln mitreagieren. Wir müssen einen Muskel also so gut als möglich »isolieren«, um seine spezifischen Möglichkeiten des Widerstands oder der Lösung als Anzeiger bei unseren kinesiologischen Tests zu nutzen.

Wir bringen einen Muskel beim Muskeltest in eine angespannte Position oder Ausgangshaltung. Beim Oberschenkelmuskel heben wir ein Bein hoch und halten es eine Weile; damit bleibt der Muskel (der *Quadrizeps*) in einer gewissen Kontraktion.

Die Bewegungsrichtung des Muskeltests geht nun immer in die entgegengesetzte Richtung, in die der Muskel normalerweise funktionieren würde. Der Oberschenkelmuskel funktioniert so, daß seine normale Anspannung das Bein hochhebt. Die Bewegungsrichtung des Muskeltests läuft genau anders: Wir geben einen Druck auf den Muskel, um zu prüfen, ob die Muskelspannung erhalten bleibt oder das Bein dann absinkt. Dabei versuchen wir nicht, den Muskel die weitest mögliche Strecke zu bewegen, sondern nur soviel, um festzustellen, ob er Widerstand gibt und »hält« oder ob er nachgibt und sich aus der Spannung löst.

Halten, nicht blockieren

Beim Muskeltest geht es nicht darum, wer »gewinnt«, wer »stärker« ist, sondern wie wir subtile Botschaften des Organismus erhalten und entschlüsseln. Wenn die Testperson sich mental darauf einstellt, um jeden Preis Widerstand gegen den leichten Prüfdruck des Kinesiologen zu leisten, kommt es zu einer Energieblockade, die zutreffende Muskelreaktionen und sinnvolle Aussagen unmöglich macht.

Wenn die Testperson sich statt dessen darauf einstellt, eine bestimmte Stellung und Spannung des Muskels einfach zu halten, dann wird es möglich, eine spezifische lokal begrenzte Reaktion des Muskels auf bestimmte Reize zu prüfen.

Auch auf die Geschwindigkeit beim Testen kommt es an. Wenn Sie einen anderen Menschen kinesiologisch testen, üben Sie Ihren leichten Prüfdruck langsam und vorbereitet aus, nicht schnell und unerwartet. Auf diese Weise hat das Gehirn Zeit – über die entsprechende Muskelreaktion – auf den jeweiligen Reiz zu reagieren. Ein plötzlicher, heftiger Testdruck verhindert eine in sich stimmge Reaktion des Biocomputers Mensch, der sich nicht richtig einstellen kann, sondern nur irgendwie auf diese »Überraschung« reagiert.

Muskeltests als diagnostische Hilfe

Muskeltests sind der Kern der Bewertung des Zustands eines Menschen in der Kinesiologie. Dieses Prinzip – die Erschließung der körpereigenen Intelligenz durch die Einordnung von Reaktionen des Biocomputers auf bestimmte Reize – unterscheidet die Kinesiologie von allen anderen Therapieformen.

In der Kinesiologie benutzt man Muskeltests auf zwei unterschiedliche Weisen:
1. In Form einer Reihe von besonderen Muskeltests, wie bei Touch for Health, wobei eine Vielzahl von Muskeln zum Test verwendet werden.
2. In Form eines Indikator- oder Anzeigemuskeltests, wobei ein einzelner Muskel verwendet wird, der nonverbale Antworten auf Reize vermittelt, die sich auf körperliche, biochemische, emotionale oder elektromagnetische Faktoren beziehen können.

Muskeltests im Rahmen von Touch for Health

Bestimmte Muskeln gehören zu einem speziellen Organsystem, weil sie Lymphgefäße und/oder einen Akupunkturmeridian gemeinsam haben. Wenn nun die Funktion eines Muskels verbessert wird, indem dessen Energie wiederhergestellt wird, so hat das auch eine günstige Wirkung auf das dazugehörende Organsystem.

Im System von Touch for Health testen wir viele Muskeln, die zu jeweils einem Organsystem gehören; denn jeder dieser Muskel hat seine ganz eigene Ausgangshaltung und Bewegungsrichtung, die wir für unterschiedliche Muskeltests nutzen können.

Immer, wenn wir bei dieser Testreihe von Muskeln, die zu einem gemeinsamen Organsystem gehören, herausfinden, daß einer dieser Muskeln keinen Widerstand bringt, keine Spannung hat bzw. nicht gehalten werden kann, aktivieren wir unterschiedliche Reflexpunkte und Akupressurpunkte, um den richtigen Energiekreislauf wiederherzustellen. Das führt meist, wie oben erwähnt, auch dazu, daß das entsprechende Organ mehr Energie erhält.

Test mit einem Anzeigemuskel

Dabei setzt man einen einzigen Muskel als Instrument ein, um auf dem Wege des Biofeedbacks Informationen über Körper und Geist zu gewinnen. Ein solcher Muskel wird in der Kinesiologie Indikator- oder Anzeigemuskel genannt.

Ein zu diesem Zweck ausgewählter Muskel sollte eine deutliche Reaktion zeigen, um wirklich auch als Anzeiger dienen zu können. Jeder beliebige Muskel mit einer guten Reaktionsfähigkeit für Muskeltests kann als Anzeigemuskel gewählt werden. Der entsprechende Muskel leitet im Verlauf des Muskeltests die Reaktion des Körpers bzw. des Geistes auf bestimmte Reize so weiter, daß sie dem Kinesiologen (und auch der Testperson selbst) klarwerden.

Die Art, wie die körpereigene Intelligenz dem Anzeigemuskel ihre Reaktionen auf Reize übermittelt – was sich dann an Anspannung oder Lösung, Widerstand oder Nachgeben, Blockade oder Schlaffheit des Anzeigemuskels ablesen läßt –, befähigt uns, Energiestaus oder Ungleichgewichte festzustellen, die Streß, Schmerz und Probleme verursachen. Wir blicken mit dieser Methode »hinter« das bewußt erlebte Symptom, um die Ursachenfaktoren auf den unterbewußten, zellulären und ätherischen Ebenen zu identifizieren.

Muskeltests mit einem Anzeigemuskel können geradezu dramatische Ergebnisse bringen: Sie eröffnen die erstaunliche Möglichkeit, die Körperreaktion auf praktisch alles, was es nur gibt, zu testen – ob es sich nun um materielle Substanzen jeder Art, um Gefühle oder um Gedanken handelt.

Gerade dieses unglaubliche Spektrum an Einsatzmöglichkeiten hat zur raschen Ausbreitung von Kinesiologie in den verschiedenen Bereichen der Gesundheitsvorsorge, der Körper- und der Psychotherapie geführt.

Manche Richtungen innerhalb der Kinesiologie setzen nur den Muskeltest mit einem Indikatormuskel ein, um emotionale Einflüsse und Zustände zu erheben und zu bewerten und um über den Anzeigemuskel eine Ja- oder Nein-Antwort auf Fragen zu erhalten. Das nennt man gewöhnlich »den Körper fragen« oder »intuitiver Muskeltest«.

Der Muskeltest ist eine Kunst, die Übung, Erfahrung und Kunstfertigkeit erfordert. Sie sollte im medizinischen Rahmen deshalb nur von fachlich gründlich ausgebildeten Therapeuten angewandt werden!

Eine Reihe von Faktoren können auf einen Muskeltest einwirken. Wenn wir diese Faktoren nicht erkennen, kann uns das schnell irrtümliche Ergebnisse bescheren. Deshalb sollte man kinesiologische Muskeltests zur »Befragung des Körpers« mit Umsicht, Bewußtheit und Sorgfalt einsetzen.

Es gibt eine klare Trennlinie zwischen Kinesiologen, welche die Methoden der Angewandten Kinesiologie im mehr physisch-psychosomatischen Rahmen benutzen, und jenen, die Muskeltests anwenden, um den Körper sozusagen verbal zu »befragen«.

Die ersteren bauen auf einem eher wissenschaftlich gesicherten und medizinisch orientierten Hintergrundwissen auf und verwenden eine logische, nicht-intuitive Methode, um gesundheitliche Bewertungen zu treffen aufgrund von Informationen, welche im Körpersystem bereits existieren.

Dieser Ansatz baut darauf auf, daß es bestimmte, definierte »Schaltkreise« zwischen Muskeln, Organen, anderen Körpersystemen und dem Gehirn gibt, die man mit ganz spezifischen Techniken aktivieren kann, um etwas über den Gesundheitszustand und die Funktionsfähigkeit des Körpers oder seiner Teile zu erfahren. Ergebnisse, die mit solchen festgelegten Verfahren erzielt werden, sind eindeutig in ihrer Aussage. Diese Verfahren sind inzwischen standardisiert und in Lehrbüchern nachzulesen.

Die letzteren, die den Körper auch als Instrument benutzen, um Antworten auf vorwiegend geistige Fragen zu erhalten, vertrauen auf den Wert eines eher intuitiven Prozesses, mit dem sie eine innere, höhere Körperweisheit erschließen.

Sie stellen Fragen, die sich aus der jeweiligen Situation ergeben und von Klient zu Klient anders sein können. Die Befragung erfolgt auf verbale oder auch nur auf mentale Weise.

Bei beiden Methoden gibt es Vorzüge und Nachteile. Die Angewandte Kinesiologie begrenzt das potentielle Einsatzspektrum, besonders auf dem Gebiet der Emotionen, indem sie klar definiert, was und wie getestet werden kann.

Die Methoden der Angewandten Kinesiologie haben den Vorzug, daß ihre Ergebnisse wiederholbar sind und nicht einmalig. Andere Kinesiologen, die andere entsprechende Anzeigemuskeln verwenden, werden beim selben Klienten zum selben Resultat kommen.

Die Methode der »Befragung des Körpers« läßt zu, daß alle möglichen Fragen des Lebens, auch vor allem geistige Fragen, eine Körper-Antwort finden. Allerdings sind die erhaltenen Ergebnisse nicht ohne weiteres reproduzierbar, weil der Zugang zu dieser Methode intuitiver ist. Damit sind die Resultate auch nicht so zuverlässig wie die bei den Methoden der Angewandten Kinesiologie. Doch gibt es häufig bemerkenswert zutreffende Antworten mit dieser Methode.

Ich meine, daß dieser Zugang und diese Anwendung von Kinesiologie ein außerordentliches und wunderbares Potential birgt, um in neue Dimensionen der Erkundung des Menschen auf geistigem Wege vorzustoßen.

Der Grund, warum die intuitive Weise nicht so zuverlässig ist, besteht darin, daß der Ausübende, also der Kinesiologe, vielleicht nicht immer wirklich völlig neutral und absichtslos ist, sondern eigene Wünsche und Erwartungen einfließen läßt.

Dann wird er selbst zur »Ersatzperson«, und seine Energie wirkt auf die Testperson ein, sei es auch unabsichtlich, und das beeinflußt dann das Ergebnis des Tests.

David Walther, einer der führenden Kinesiologen und Autoren, schreibt: »Es scheint, daß manche Personen bestimmte, anscheinend therapeutische Verfahren anwenden und Ergebnisse erzielen können, die andere nicht erlangen ... solche Verfahren mögen für den einzelnen hilfreich sein, können aber anderen nicht gelehrt werden, die nicht dieselben Fähigkeiten und mentalen Muster haben.«[*]

Therapeuten, Studenten und Klienten sollten den kinesiologischen Ansatz wählen, der ihnen am meisten entspricht.

Leichterer oder stärkerer Druck

Sie haben es vielleicht selbst schon erlebt, daß verschiedene Kinesiologen beim Muskeltest einen unterschiedlichen Druck ausüben.

Je leichter der Druck ist, desto mehr spricht der Kinesiologe unterbewußte Themen an und Faktoren, die auf der Zellebene liegen. Das parasympathische Nervensystem reagiert auf die Leichtigkeit des Drucks.

Je stärker der Druck ist, desto mehr eignet er sich, um körperliche Veränderungen und feste Absichten im Organismus zu verankern. Ein stärkerer Druck fordert die Testperson auf der Ebene ihrer Bewußtheit heraus und aktiviert eher Reaktionen des sympathischen Nervensystems.

---

[*] David Walther, *Applied Kinesiology*, Systems DC, 1981, Vol. 1, S. 5.

2.
Techniken des Muskeltestens

Aussagefähige Muskeltests

Jeder kann lernen, genaue und aussagekräftige Muskeltests durchzuführen. Wir sollten uns jedoch daran erinnern, daß Muskeltests auch eine Kunst sind, die man über längere Zeit hindurch immer wieder üben muß.

Ich empfehle Ihnen auch, Kurse und Seminare zu besuchen, um zumindest am Anfang Ihrer eigenen Arbeit mit Muskeltests angemessene Supervision zu haben, also eine Überprüfung Ihrer Vorgehensweise durch Menschen, die schon viel kinesiologische Praxis gewonnen haben. Das läßt sich durchaus damit vergleichen, ein Musikinstrument zwar häufig zu Hause allein zu spielen, aber doch immer wieder zu einem Lehrer zu gehen, um die notwendigen Korrekturen von Fehlern und neue Inspirationen zu erhalten.

Falls Sie derzeit kein Interesse haben, die Durchführung von Muskeltests zu erlernen, dann werden Sie im nächsten Hauptteil viele Ausgleichstechniken und Energieübungen finden, die Sie zur Selbstheilung oder auch als Unterstützung für andere nutzen können. Sie können die dort vorgestellten Methoden anwenden, auch ohne daß Sie Kenntnis über kinesiologische Muskeltests besitzen.

Damit ein Muskel als Indikator, als Anzeiger, verwendet werden kann, muß er sich zunächst einmal selbst in Balance, im energetischen Gleichgewicht, befinden. Die Testresultate, die er anzeigen soll, dürfen nicht von einer möglichen Fehlfunktion des Muskels überlagert werden.

Im Prinzip kann jeder beliebige Muskel als Anzeigemuskel benutzt werden. Am beliebtesten ist der *Deltoid*-Muskel, jener Muskel, der das Schultergelenk wie eine Kappe umschließt.

Methode:
▷ Die Testperson hält den Arm horizontal seitlich auf Schulterhöhe, so daß die Handfläche zum Boden weist.
▷ Der Kinesiologe drückt den Arm mit einer Hand, die auf dem Unterarm der Testperson nahe deren Handgelenk liegt, mit weichem und allmählich zunehmendem Druck zum Körper der Testperson hin.

Vor dem Muskeltest muß der Muskel im Gleichgewicht sein. Um die Energiebalance des Muskels sicherzustellen, führen wir einen Prozeß durch, den man »Freischaltung der Schaltkreise« nennen könnte. Das ist ähnlich, als ob man sich

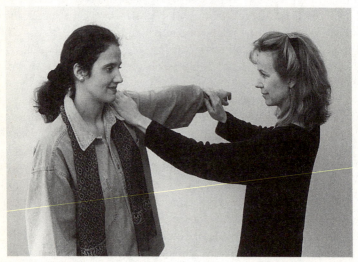

Abb. 3: Muskel-Test Deltoid.

darum bemüht, Mißverständnisse in der Kommunikationsweise zu klären, bevor man ein wichtiges Thema diskutiert.

1. Schritt:

▷ Sie beide – die Testperson und der Kinesiologe – sollten etwas Wasser trinken. Der Zustand eines auch nur leichten Wassermangels (der »physiologischen Dehydration«) kann die Reaktionen von Muskeltests durcheinander bringen.

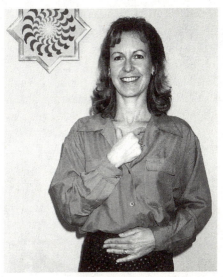

Abb. 4: Sie reiben die beiden »Gehirnknöpfe« mit einer Hand, während Sie die andere auf dem Bauch halten.

▷ Reiben und massieren Sie die »Gehirnknöpfe« (die kleinen Einbuchtungen links und rechts des Brustbeins unterhalb des Schlüsselbeins) mit einer Hand, während Sie Ihren Bauchnabel mit der anderen Hand »zudecken«. Das hilft, Polaritätsstörungen im Körper auszugleichen, die sonst dazu führen könnten, genau entgegengesetzte Antworten zu liefern.

2. Schritt:

▷ Testen Sie den Anzeigemuskel. Er sollte »blockieren« bzw. Widerstand zeigen oder »stark« sein.

▷ Falls der gewählte Anzeigemuskel nicht fest bleibt, sollte die Testperson mit offenen Augen genau gerade vor sich schauen. Testen Sie dann noch einmal.

▷ Falls der Anzeigemuskel immer noch keinen natürlichen Widerstand und damit eine Energiebalance anzeigt, arbeiten Sie an den Reflexpunkten, die zu diesem Muskel gehören, indem Sie diese Punkte massieren oder reiben.

(Die Reflexpunkte des *Deltoid*-Muskels sind auf beiden Seiten des Brustbeins zu finden, zwischen der dritten, vierten und der fünften Rippe.)

▷ Wiederholen Sie den 2. Schritt, um sicherzugehen, daß der Indikatormuskel jetzt richtig anzeigt.

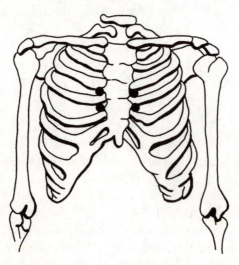

Abb. 5: Die vier runden, schwarzen Punkte links und rechts vom Brustbein sind die Reflexpunkte für den Deltoid-Muskel, die Sie reiben oder massieren sollten.

3. Schritt:
▷ Testen Sie den Muskel, nachdem die Testperson sagt, »Mein Name ist ...« (der richtige Name folgt dann).
▷ Testen Sie den Muskel erneut, nachdem die Testperson sagt, »Mein Name ist ...« (jetzt folgt ein falscher Name).

Der Muskel sollte beim ersten Test stark bleiben und beim zweiten nachgeben. Falls der Muskel in beiden Fällen widerstandsfähig bleibt, sprechen wir von einem »eingefrorenen« Muskel. Lassen Sie die Testperson sich entspannen, tief durchatmen, und das genügt meist schon, um Körper und Gemüt wieder normal funktionieren zu lassen. Manchmal müssen Sie vielleicht zusätzliche Übungen zur Auflösung von Streß durchführen, wie sie in Teil III im 6. Kapitel vorgestellt werden, um die Blockaden zu beseitigen, welche verhindern, daß Sie zutreffende normale Reaktionen und kinesiologisch aussagekräftige Ergebnisse erhalten.
▷ Wiederholen Sie dann den 3. Schritt. Sie sollten nun genaue Testergebnisse bekommen.

Danach sind Sie in der Lage, den gewählten Anzeigemuskel als einen in sich ausgeglichenen und genauen Indikator zu benutzen, um dem Körpersystem nun weitere Fragen zu stellen und aufgrund kinesiologischer Reaktionen darauf aufschlußreiche Antworten zu erlangen. Diese Fragen können sich darauf richten, welchen Wert das Körpersystem Medikamenten, Naturheilmitteln und Heilmethoden beimißt, welche Art von Zusatzstoffen der Organismus braucht, welche Gefühle und Situationen dem Wohlbefinden und der Selbstsicherheit förderlich sind usw.

Man kann auch komplexere Methoden und Techniken anwenden, um die Schaltkreise im psychosomatisch ganzheitlichen Organismus »freizuschalten«, aber die drei oben dargestellten Schritte reichen üblicherweise aus, um sinnvolle Muskeltests durchführen zu können.

Zwei weitere Muskeln als Anzeigemuskel

Pectoralis major clavicular, ein Brustmuskel, der dazu dient, daß sich der Arm an der Schulter frei bewegen und drehen kann.

Test:
▷ Die Testperson steht aufrecht, hält den Arm gerade nach vorn, in Höhe der Schulter, so daß die Handfläche nach außen und der Daumen zum Boden zeigt.
▷ Der Kinesiologe wirkt nun mit seinem Druck auf den Arm so ein, daß er diesen nach schräg unten zum Boden – aber vom Rumpf weg – zu drücken versucht.

Dieser Muskel hat mit dem Magen-Meridian zu tun und wird deshalb gern bei Muskeltests von Lebensmitteln, Vitaminen und Nahrungsergänzungsstoffen verwendet.

(Die entsprechenden Reflexpunkte für diesen Brustmuskel finden Sie auf der linken Körperseite zwischen der fünften und der sechsten Rippe, eine Art Band unterhalb der linken Brust.)

Der dritte Muskel, der oft bei kinesiologischen Tests benutzt wird, ist der *Anterior deltoid*, ein Schultermuskel. Die Testperson sollte dabei liegen.

Test:
▷ Die Testperson liegt auf dem Rücken und hält einen Arm gerade nach vorn und aufwärts, etwa 45 Grad über dem Bein, die Handflächen weisen nach unten.
▷ Der Kinesiologe wendet Druck auf den Unterarm an, um den Arm zum Körper zurückzudrücken.

Die Reflexpunkte für diesen Muskel sind dieselben wie für den *Deltoid*-Muskel.

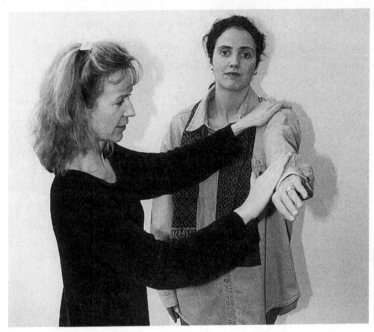

Abb. 6: Anzeigemuskel-Test.

Abb. 7: Das schwarze Band von Reflexpunkten für das Schlüsselbein auf der linken Seite des Brustkorbs sollte gerieben oder massiert werden.

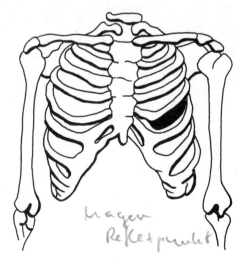

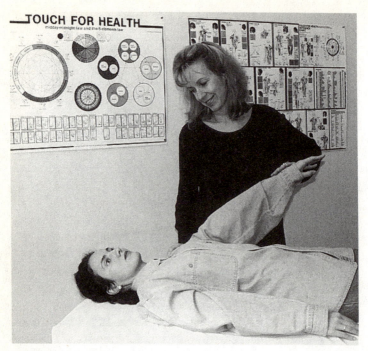

Abb. 8: Im Liegen testen.

Achtung!
Bei zahlreichen Fällen von Kopfschmerzen, die auf Giftstoffe in der Nahrung oder auf eine unkontrollierte Aufnahme von Fetten, Alkohol, zu viel Süßigkeiten und übermäßigem Essen zurückgehen, hilft es, an diesen Reflexpunkten zu arbeiten.

Es gibt noch einen Akupressurpunkt auf der Seite des Beins, dort, wohin Sie bei ausgestrecktem Arm mit Ihrem Mittelfinger hinreichen: Drücken Sie dort sieben Sekunden lang stark zu, lassen Sie sieben Sekunden los, wiederholen Sie diesen Zyklus einige Male. Das hilft bei toxischen Zuständen sehr oft.

Muskel-Biofeedback mit dem Anzeigemuskel

Manche kinesiologischen Systeme werden für den Begriff Muskeltest andere Worte gebrauchen, zum Beispiel Muskel-Biofeedback. Der Grund dafür ist, daß unser Körper ein Organismus ist, der durch Biofeedback geleitet wird. Biofeedback bedeutet, daß ein Organismus mit Rückmeldungen, Antworten und Botschaften auf Umwelteinflüsse, Reize und Einwirkungen reagiert.

Unser Körper gibt uns ständig Feedback über unsere Sinne. Hunger, Müdigkeit, Spannungen und subtilere Anzeichen von Unwohlsein – egal, ob sie physisch, emotional oder intuitiv erlebt werden – gehören dazu. Wir können auch spüren, ob wir im Gleichgewicht sind oder nicht, indem wir in unseren Körper hineinspüren. Auch Zustände, wie friedvoll, integriert und selbstbewußt zu sein, geben uns ein Biofeedback.

Wenn wir Muskel-Biofeedback verwenden, benutzen wir das Muskelsystem, damit der Körper uns Informationen gibt. Wir achten auf eine energetische Reaktion des Körpers auf den Reiz durch einen Muskeltest.

Ein starker bzw. widerstehender Muskel ist das Anzeichen für eine integrierte Körperfunktion – von der Kommunikation durch das Gehirn bis zur biochemischen Interaktion.

Eine schwache oder nachgebende, sich lösende Muskelreaktion wird oft als Streßsymptom eingeschätzt und zeigt irgendein Ungleichgewicht im System an.

Wir können auch einen bestimmten Muskel auswählen, der uns anzeigen soll, ob eine Störung vorliegt. Der gewählte Muskel wird zum Anzeigemuskel, der auf eine bestimmte Art reagiert. Wir prüfen dann, ob sich die »Anzeige« verändert.

Es gibt drei Arten, wie wir einen kinesiologischen Muskeltest durchführen können:

1. Test auf Streßreaktion:
Wir wollen herausfinden, ob sich ein Gegenstand, ein Lebensmittelzusatz, ein Medikament, ein Gefühl oder etwas anderes disharmonisch oder negativ für den Menschen auswirkt.

Der Anzeigemuskel gibt auf Druck nach und zeigt dadurch eine Streßreaktion des Körpers an. Der Körper sendet über die Muskelreaktion die Botschaft, daß der Reiz, mit dem wir ihn energetisch konfrontiert haben, für sein System ungünstig ist.

2. Test auf Zustimmungs-Reaktion:
Ein Anzeigemuskel gibt nach, bzw. löst sich, um damit anzuzeigen, daß der getestete Gegenstand günstig für den Körper ist. Hier ist die Spannungslösung also kein Anzeichen für Streß, sondern dafür, daß der Biocomputer positives Feedback gibt.

Diese Art von Test bewährt sich, wenn man durch eine lange Liste von Fragen geht, zum Beispiel, welche Naturheilmittel empfehlenswert wären, und wenn man die Frage dann darauf eingrenzt, welche unter bestimmten nützlichen Mitteln besonders oder am besten geeignet sind.

Der Unterschied zwischen diesen beiden Methoden besteht darin, daß wir beim ersten Test herausfinden wollen, ob, wann und wie das Körpersystem mit Streß reagiert; beim zweiten Muskeltest geht es um die Körperreaktion auf etwas, das hilft, Streßfaktoren abzubauen oder zu neutralisieren. Der Unterschied liegt also in der Ausrichtung unserer Frage.

3. Ja/Nein-Test:
Wir erhalten eine Ja/Nein-Reaktion auf unsere Fragen. Zuerst legen wir fest, was Ja und was Nein bedeuten soll, zum Beispiel ist Widerstand ein Ja und Lösung ein Nein.

Die Muskelreaktionen aus diesem Test zeigen demnach weder Streß noch Zustimmung an, sondern wir arbeiten hier mit Fragen, die eindeutige Ja/Nein-Antworten zulassen.

Manche kinesiologischen Systeme arbeiten hauptsächlich mit Ja/Nein-Alternativen, andere stellen die Widerstand/Lösen-Reaktion in den Mittelpunkt ihrer Arbeit.

Wir können beide Ansätze miteinander verbinden, wenn wir Ausgleichstechniken anwenden, solange wir uns in jedem Augenblick darüber im klaren sind, worin gerade unsere Absicht und Ausrichtung besteht. Während jedes Muskeltests sollten wir uns völlig klar sein – und auch mit dem Klienten darüber austauschen –, wie wir unsere jeweilige Absicht deutlich formulieren und beständige, verläßliche Ergebnisse erzielen.

Falls die Absichten des Ausführenden und der Testperson nicht einheitlich, sondern unterschiedlich sind, kann die Muskelreaktion so oder so ausfallen, je nachdem, wessen Absicht sich in der subtilen Kommunikation stärker durchsetzt. Es kommt also auch darauf an, ob die Testperson offen für das ist, was der Kinesiologe prüfen oder ausführen will.

Geistige Ausrichtung und Muskeltests

Eine Absicht, die wir verfolgen, der wir unsere persönlichen Energien zuwenden, ist in der Welt der Kinesiologie eine mächtige Kraft. Absichten haben etwas mit der geistigen Ausrichtung und der Willenskraft zu tun, Ziele bewußt auszusuchen und anzusteuern.

Kinesiologie ist eine Form der Kommunikation zwischen verschiedenen Ebenen des menschlichen Organismus, von der geistigen über die emotional-mentale und biochemische bis hin zur körperlichen Ebene. In diesem Prozeß des Austauschs und Flusses von Botschaften, Signalen und Informationen spielen Gedanken, Absichten und geistige Ausrichtung eine bedeutende Rolle.

Wenn wir die Auswirkungen unserer mentalen Kräfte erkennen, werden wir auch erfassen, warum es so notwendig für den Kinesiologen ist, immer in einer Haltung der Offenheit und Neutralität zu bleiben.

Das Touch for Health-System zum »Balancing« mit 14 bis 42 Muskeln

Eine weitere Möglichkeit, Muskeltests einzusetzen, besteht darin, die kinesiologische Diagnosetechnik zu verwenden, um den Zustand und die Funktionsfähigkeit des gesamten Körpers zu bestimmen, auf allen strukturellen, chemischen und emotionalen Ebenen. Dazu eignet sich das Touch for Health-System besonders gut.

Im Rahmen dieser Methodik testen wir bestimmte Muskeln und stärken sie dann, falls wir eine Schwäche feststellen. Damit »behandeln« wir jedoch, wie bereits erwähnt, nicht nur die Muskeln, sondern sprechen weitere Organe und Systeme des Körpers an, die zu diesen Muskeln korrespondieren, und wir tragen zur Heilung des ganzen Menschen bei, weil wir eine Einheit darstellen.

Wenn wir den Energiefluß und die Funktionsfähigkeit eines Muskels verbessern, dann entlasten wir auch die reflektorisch dazugehörigen Organe. Dabei arbeiten wir jedoch nur mit dem Muskel, nicht mit dem Organ! Wenn wir als schwach getestete Muskeln stärken, führt das auch zu einer Verbesserung der Körperhaltung und fördert auf diese Weise die Selbstheilungskräfte des Körpers.

Das Handbuch zu Touch for Health beschreibt 42 Muskeln, die zu 14 Akupunkturmeridianen gehören. Die einfachste Vorgehensweise im Touch for Health-System besteht darin, jeweils einen Muskel für jeden dieser 14 Meridiane zu testen. Das nennen wir den »14-Muskel-Ausgleich«.

Wenn ein Muskel stark ist, er also beim Muskeltest Widerstand zeigt und fest bleibt, wissen wir, daß zumindest genügend Energie im entsprechenden Meridian fließt, um die Funktionsfähigkeit des Muskels zu gewährleisten.

Wenn ein Muskel schwach ist, er beim Muskeltest also »schlaff« oder weich wird und nachgibt, zeigt uns das an, daß

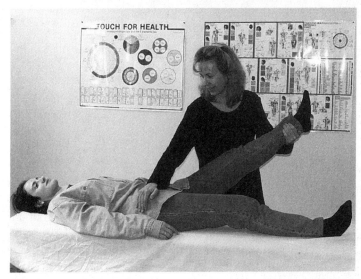

Abb. 9a

Abb. 9b

Testen nach dem Touch for Health-System mit 42 Muskeln:
Abb. 9a: Mit dem Psoas-Muskel liegend;
Abb. 9b: Mit dem Psoas-Muskel stehend.

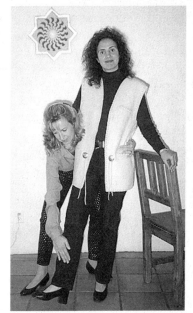

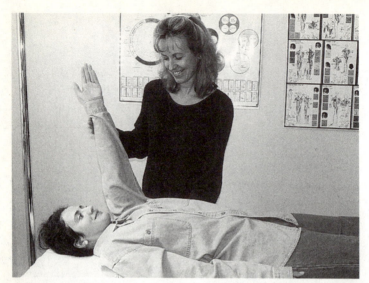

Abb. 10 (oben) *Abb. 11 (unten)*

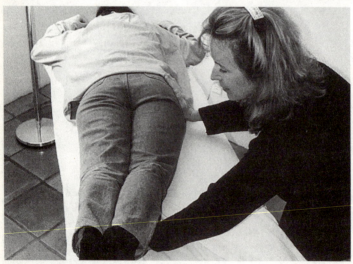

Testen nach dem Touch for Health-System mit 42 Muskeln:
Abb. 10: Mit Anterior-serratus-Muskel;
Abb. 11: Mit Quadratus-lamborum-Muskel.

wir den Energiefluß im entsprechenden System und im dazugehörigen Meridian stärken müssen.

Dann wenden wir verschiedene Reflexverfahren an, arbeiten mit bestimmten Akupressurpunkten, um die richtige Energiebalance wiederherzustellen.

Alle Muskeltests, die in diesem Büchlein im Zusammenhang mit einem Indikator- oder Anzeigemuskel beschrieben werden, sind Teil der grundlegenden 14-Muskel-Tests des Touch for Health-Systems. Einige Kapitel im Teil III stellen Techniken dar, die ebenfalls der Arbeit von Touch for Health entstammen.

3.
Touch for Health

Über die Angewandte Kinesiologie liest man folgende Definition: »Angewandte Kinesiologie (AK) ist ein Ansatz der klinischen Praxis, der innerhalb der Chiropraktik entwickelt worden ist. Es ist ein System, welches Muskeltests als eine funktionale neurologische Methode benutzt, um das Befinden des Patienten festzustellen. Muskeltests sollten nicht als einziges Kriterium für eine Diagnose dienen. Man sollte sie in Verbindung mit dem klinischen Befund, der körperlichen Untersuchung, Labortests (und anderen diagnostischen Methoden) anwenden. Die funktionale Bewertung (durch AK) kann die Behandlung dahin führen, neuroendokrine und Funktionen von Muskeln und Knochen zu verbessern.«*

Touch for Health wird demgegenüber so definiert: »Ein neuer Ansatz, um unsere natürlichen Energien wiederherzustellen, eine praktische Anleitung zur natürlichen Gesundheit unter Verwendung von Akupressurberührung und Massage, um das Gleichgewicht in der Körperhaltung zu verbessern und physische und mentale sowie emotionale und spirituelle Schmerzen und Spannungen zu vermindern.«**

Touch for Health wurde aus einem Unterbereich der Chiropraktik entwickelt, das Angewandte Kinesiologie genannt wird oder kurz »AK«. Der Schöpfer von AK, Dr. George

---

* Zitiert in: John F. Thie, D.C., *Keeping in Touch*, De Vorss 1995, S. 5.
** ebenda

Goodheart, entdeckte Wege, um die Muskeln und Energien des Körpers über bestimmte Reflextechniken auszugleichen. Er entdeckte auch, daß zwischen der Akupunkturenergie und spezifischen Muskeln Zusammenhänge bestehen.

Der Chiropraktiker Dr. John F. Thie, der mit Dr. Goodheart arbeitete, erkannte die Möglichkeit, diese hochwirksamen, doch grundlegend einfachen Zusammenhänge und die sich daraus entwickelnden Fertigkeiten und Behandlungsmethoden auf eine Weise darzustellen, daß sie von jedem angewandt werden könnten.

Dr. Thies System – natürliche Gesundheitsvorsorge durch Berührung – integriert Prinzipien aus der Akupunkturlehre mit westlichen Methoden. Er entwickelte ein ganzheitliches System für Laien, das es möglich machen sollte, mit einfachen Techniken die Energien des Körpers auszugleichen, um Schmerzen zu lindern und die körpereigene Heilfähigkeit zu stärken. Dieses System nannte John Thie Touch for Health, auf deutsch also etwa »Gesundheit durch Berührung«.

»Ich wollte, daß Menschen verstehen, daß es immer Hoffnung gibt, egal, wie alt sie auch sein mögen, oder wie ihr Körperzustand sein mag«, sagte Thie. »Chiropraktik, Kinesiologie, Ernährungskunde, Akupressur – all diese Dinge habe ich erlernt und angewandt – konnten in praktische Techniken integriert werden, welche Menschen für sich und ihre Lieben zu Hause nutzen würden. Man braucht dazu nur ein Paar liebevoller Hände.«[*]

Touch for Health ist eine praktische Anleitung, wie man Akupressurberührung und Massage verbindet, um die Körperhaltung zu verbessern und physische und mentale Schmerzen und Spannungen zu vermindern. 1973 wurde das Touch for Health-Handbuch (Touch for Health Manual) zum ersten Mal veröffentlicht. Inzwischen wurde diese Anleitung in sieb-

---

[*] ebenda

zehn Sprachen übersetzt und mehr als eine Million Male verkauft.

Die Verfahrensweisen und Behandlungsvorschläge, welche in diesem Handbuch beschrieben werden, bedürfen keiner weiteren Erklärung, sie sind wirksam und ergänzen andere Gesundheitsmaßnahmen. Unter Umständen können sie allein sogar unsere natürlichen Selbstheilungskräfte wiederherstellen.

Touch for Health war nie als eine Form der Therapie angelegt, obwohl viele Therapeuten diese Verfahren in ihrer Praxis in die eigene Arbeit integrieren. Touch for Health hilft zu verhindern, daß sich Schmerzen und Gesundheitsstörungen weiterentwickeln, es wirkt lenkend, helfend und »korrigierend« auf die Ursachen der Schmerzen ein, und es fördert den ungehinderten Fluß der Lebenskraft durch den gesamten Körper.

Touch for Health ist ein System, um den Gesundheitszustand zu verbessern und die Leistungsfähigkeit zu steigern. Wenn Sie Touch for Health anwenden, können Sie mehr Vitalität erwarten, Ihr Immunsystem wird gestärkt, die Belastbarkeit durch Streß erhöht, Ihre Ausdauer nimmt zu, und die Genesungszeit bei Krankheiten und Verletzungen wird kürzer. Sie werden auch mehr Energie zur Verfügung haben, während Sie sich ruhiger und friedvoller fühlen.

Bei Touch for Health wenden wir Muskeltests an. Muskeltests sind, wie schon erwähnt, ein Biofeedback-Instrument, das uns erlaubt, Zugang zum Biocomputer, zum Körper also, zu erlangen, um seinen Zustand und seine Leistungsfähigkeit einzuschätzen und zu verbessern. Indem wir Muskelreaktionen auf bestimmte Reize messen, können wir Staus oder Blockaden im Energiefluß des Körpers feststellen. Wie man Muskeltests durchführt, lesen Sie in den entsprechenden Abschnitten.

Der Prozeß, wie der richtige Energiekreislauf im Körper wiederhergestellt wird, heißt »balancing«, auf deutsch etwa »ausgleichen« oder »ins Gleichgewicht bringen« oder einen

»Energieaustausch herbeiführen«. Ungeachtet der Symptome eines Menschen, können die Techniken von Touch for Health die Körperenergien ausgleichen und schwache Muskeln stärken, was auch zur Verbesserung der Körperhaltung führt.

Zur Erinnerung: Bestimmte Muskeln stehen mit besonderen Organsystemen über gemeinsame Lymphgefäße und Akupunkturmeridiane in Verbindung. Wenn der Energiefluß im Muskel gestärkt wird, entlastet dies auch das entsprechend dazugehörige Organsystem und vermindert den Streß für dieses Organ.

Die Nackenmuskeln haben zum Beispiel mit dem Magen zu tun, weil sie mit dem Magenmeridian verbunden sind. Menschen mit Nackenverspannungen neigen eher dazu, Sodbrennen zu empfinden, und Menschen mit Magenproblemen leiden häufiger als andere unter Verspannungen der Nackenmuskeln.

Kopfschmerzen können sich zum Beispiel ergeben, weil man unter Nackenverspannung leidet. Die Nackenmuskeln jedoch sind verspannt, weil sie über den Magenmeridian an den Auswirkungen von Problemen und Streß beteiligt werden, die der Magen hat.

Touch for Health behandelt nicht das Organ als solches oder die Krankheit oder das Symptom. Es hilft der ganzen Person, indem es viele verschiedene Systeme und Funktionen integriert.

Touch for Health kuriert oder heilt nichts. Vielmehr vollzieht der Körper selbst den Heilungsprozeß, wenn er dazu durch das richtige Gleichgewicht befähigt wird. Selbst wenn man diesen Vorgang noch nicht im einzelnen versteht, ist klar, daß ein ausgeglichener Energiefluß und die richtige Körperhaltung den bestmöglichen Zustand darstellen, von dem aus der Körper seine Selbstheilung beginnen kann.

Die grundlegende Idee hinter Touch for Health läßt sich folgendermaßen beschreiben: »... wir wollen uns von der Vorstellung lösen, daß der Mensch eine Insel sei. Wir sind soziale Wesen. Wir brauchen einander. Wir müssen uns auch noch auf andere Weise berühren als nur zur Bestrafung oder beim Sex. Wir haben jetzt einen neuen Grund, uns zu berühren: um uns gegenseitig zu helfen. Wir können uns berühren, um zu heilen.« So Dr. John F. Thie in seinem Handbuch für Touch for Health. Weiter schreibt er: »Touch for Health ist ein System, das über die Jahre entwickelt worden ist, um Wissen darüber mitzuteilen, wie der Körper wirklich funktioniert. Es ist ein System, das Menschen die Kraft zurückgibt, über ihren eigenen Körper zu verfügen, so daß sie etwas für sich selbst tun können. Es ist ein Mittel, um Menschen mehr über ihre Körperfunktionen beizubringen, damit sie mehr Kontrolle darüber haben, was mit ihnen geschieht.«[*]

John Thie widmete sein Handbuch »der ganzen Familie der Menschheit, für die Gesundheitsvorsorge die beste Möglichkeit ist, um das Leben zu bewahren und sich vor Krankheit zu schützen«.

Touch for Health ist kein Patentrezept, sondern ein Anstoß für Menschen, die sich verändern wollen. Es gibt Menschen eine neue Perspektive und öffnet den Blick darauf, wie Körperfunktionen wirklich integriert werden können, anstatt sie voneinander zu trennen.

Seine Einfachheit macht die Schönheit von Touch for Health aus. Ohne daß man viel erklären muß, kann jeder sich dieser Techniken bedienen, auf sehr vielseitige und wirksame Weise – und so, daß es auch noch Spaß macht.

Wir bringen einen Muskel in seine angespannte Haltung und isolieren ihn dabei soweit als möglich von anderen Muskeln. Dann drücken wir den Muskel sanft in Richtung seiner natürlichen Entspannung. Der Muskel wird nun entweder »blockieren« oder einen gewissen Widerstand signalisieren, oder »sich lösen«, also dem sanften Druck nachgeben.

---

[*] John F. Thie, *Keeping in Touch*, s. o.

Obwohl viele Menschen mit den Begriffen »stark« und »schwach« arbeiten, testen wir in Wahrheit nicht die Stärke eines Muskels, sondern vielmehr die neurologischen Schaltkreise vom Muskel zum Gehirn und vom Gehirn zum Muskel, um herauszufinden, ob sie richtig funktionieren. Wir schätzen die Reaktion des Muskels ein, nicht den Muskel selbst.

Immer wenn wir einen »gelösten« Muskel feststellen, sprechen wir verschiedene Reflex- und Akupunkturpunkte an, um den angemessenen Energiekreislauf wieder in Fluß zu bringen. Das nennt man »balancing« oder »ausgleichen«. Der kinesiologische Ansatz hier dient also einerseits der »Diagnose« und andererseits der »Behandlung«.

Der Geist von Touch for Health

Touch for Health erkennt an, daß eine einzige universelle Lebenskraft durch alle Lebewesen fließt. Wir wissen, daß der menschliche Körper ein Kanal für diesen Energiestrom darstellt, und wir lassen uns auf den Fluß des Lebens ein und lernen ihn schätzen, indem wir Leben erfahren.

Wenn wir Touch for Health in seiner ganzen Schönheit und Integrität zu definieren suchen, greifen wir auf Konzepte aus vielen Philosophien zurück – dabei zeigt sich Touch for Health dann als eine umfassende Heilkunde und Heilkunst. Um das Wesen und die Beherrschung der Lebensenergie ganz zu verstehen, werden wir herausgefordert, diese Energie in all ihrer Komplexität und subtilen Wirkungsweise zu verstehen.

Touch for Health macht sich die Fünf-Elemente-Lehre des Ostens zu eigen und nutzt sie als ein in sich stimmiges und organisch verbundenes Bild des Kreislaufs der Lebensenergie im menschlichen Körper. Wir wissen, daß er über Meridiane, Organe, Knochen und Muskeln durch und zu allen lebendigen Zellen fließt. Dieser Energiefluß des Lebens wirkt auf alle Elemente ein, die miteinander in Verbindung stehen. Wenn man diese einfache und doch fundamentale Wahrheit anerkennt, wird man sich für die Tatsache öffnen können, daß es eine elementare Energie gibt, die durch alle Zellen hindurch unser innerstes Wesen und Sein anstößt und entwickelt.

Der Geist von Touch for Health ist ein Bewußtsein des Mitgefühls, der Integrität und Ehre. Wie Yin und Yang ist dieses Bewußtsein empfangend und gebend zugleich. Es lenkt den Energiefluß, um alle Vorgänge im Menschen zu harmonisieren und auszugleichen.

Touch for Health kann spirituelle Bewußtheit nähren. Als Katalysator beim Heilungsprozeß hilft es, unsere Integrität zu entwickeln, unsere Aufrichtigkeit zu leben und unser Mitgefühl zu stärken. Das geht über Information und kognitives Wissen weit hinaus in lebendige Erfahrung, Bewußtheit und Einübung in Empfindsamkeit.

Wenn wir uns Zeit nehmen, dem Feedback zu vertrauen, das der Körper über Muskeltests gibt, wird uns das zur wahren Heilung führen. Geduld, geistige Wachheit und Ehrfurcht vor dem Leben werden unsere größten Stärken sein, um die Heilung zu fördern.

(Die Gedanken in diesem Abschnitt stützen sich auf Aussagen von Robert A. Aboulache, dem Vorsitzenden der Touch for Health-Association.)

4.
Techniken zum Selbst-Test

Können Sie sich selbst kinesiologisch testen? Ja, wenn Sie bestimmte, besonders geeignete Muskeln dazu gebrauchen. Die bisherige Forschung hat nach Meinung mancher Richtungen ergeben, daß die Ergebnisse nur in etwa der Hälfte der Fälle stimmen, andere Kinesiologen meinen, daß der Selbst-Test bis zu 95 Prozent akkurat sein kann.

Der Selbst-Test ist unter Kinesiologen umstritten, denn es besteht ein viel größeres Risiko, daß die Reaktionen auf die Muskeltests durch unbewußte Mechanismen verzerrt werden und damit keine Aussagekraft haben. Manche Schulen empfehlen, den Selbst-Test überhaupt nicht anzuwenden und ihm nie zu trauen. Andere Schulen unterstützen den Selbst-Test als eine einfache Methode, um in Ermangelung einer zweiten Person rasch Antworten zu erhalten.

Sie werden im Laufe Ihrer eigenen praktischen Übungen mit Kinesiologie selbst herausfinden, ob Sie den Selbst-Test verwenden wollen oder nicht.

Beim Selbst-Test gehen wir genauso vor wie beim Fremd-Test. Es gelten dieselben kinesiologischen Prinzipien. Wir finden heraus, welcher Muskel widersteht. Dabei stellen sich beide Partner des Muskeltests – der aktive, der den Test durchführt, und der passive, dessen Muskel reagiert – darauf ein, wie sie eine gemeinsame »Energiesprache« finden. Ein durchtrainierter Leichtathlet wird anders, nämlich »härter« reagieren als eine alte, schwächliche Dame.

Für den Selbst-Test kommen verschiedene Anzeigemuskeln in Betracht. Ich nenne hier die gebräuchlichsten:

Finger-Test

1. Der Mittelfinger testet den Zeigefinger derselben Hand. Dabei strecken Sie den Zeigefinger gerade aus und drücken von oben mit dem Mittelfinger auf ihn herunter. Stellen Sie zuerst fest, wo Ihr »Normalwiderstand« ist, danach führen Sie Ihre eigentlichen Tests durch.

   Der große Vorteil bei dieser Art von Muskeltest besteht darin, daß wir die andere Hand frei behalten.

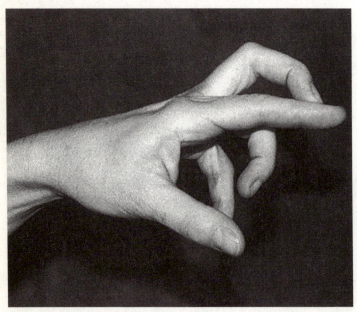

Abb. 12: Zwei Finger.

2. Sie testen die Spannung zwischen Daumenspitze und Spitze des kleinen Fingers, wenn diese beiden zusammengehalten werden. Als Testmuskel dient dabei der *opponens pollicis longus* als Anzeigemuskel; das ist die Muskelgruppe, die von der Handwurzel aus vor allem nach oben zum Daumen

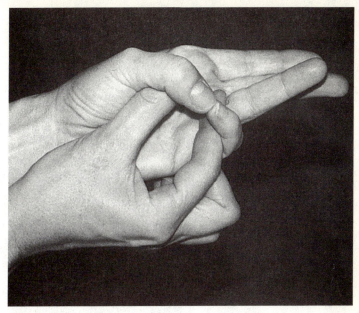

Abb. 13: Zwei Hände.

führt. Sie halten Daumenspitze und Spitze des kleinen Fingers zusammen, so daß eine Art Kreis entsteht. (Wenn man die Endballen zusammenhielte, entstünde ein »Zelt«.)

Sie geben den Daumen und den Zeigefinger der linken Hand dazwischen und versuchen, die zusammengehaltenen Spitzen zu öffnen.

Bein-Test

3. Sie testen den Muskel des Oberschenkels *(Quadrizeps)*. Dazu setzen Sie sich aufrecht hin und heben ein Bein leicht in die Höhe; das Knie ist angewinkelt, die Ferse ist in der Luft, der Fuß ist entspannt. Heben Sie das Bein so viel oder so wenig hoch, wie es Ihnen angenehm ist. Nun drücken Sie mit der Handwurzel leicht auf das Knie.

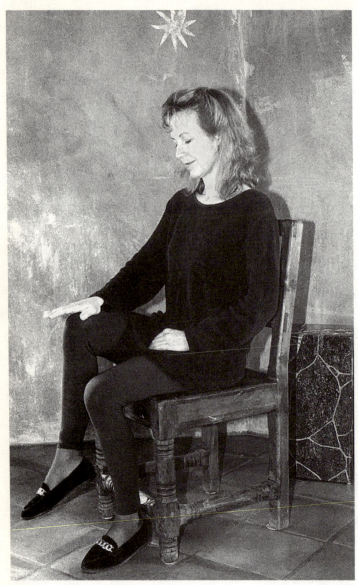

Abb. 14: Beintest.

Ganzkörper-Test

4. Der Zweck dieser Übung besteht darin, ein Gespür für sich selbst zu entwickeln. Wir erspüren, was mit uns »los ist«, indem wir Veränderungen von Augenblick zu Augenblick bewußt wahrnehmen.

Dabei benutzen Sie Ihren gesamten Körper als »Anzeiger« und lassen sich auf Ihre feinen Sinnesempfindungen ein. Stehen Sie aufrecht, mit dem Schwerpunkt in der Mitte und senkrecht über Ihren Füßen.

Der »Test« besteht darin zu erspüren, ob sich Ihr Körper unwillkürlich leicht nach vorn neigt (das heißt »ja«), nach hinten (das heißt »nein«) oder still steht (das heißt »vielleicht«).

Dabei kann es sich um eine tatsächliche physische Neigung aus der Mitte handeln, oder auch nur um das Gefühl! (Sie können natürlich mit sich selbst vorher auch andere Bedeutungen für die Bewegungsrichtungen ausmachen.)

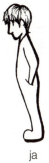 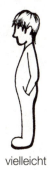 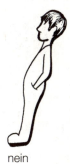

ja   vielleicht   nein

Abb. 15

Dieser vierte Eigentest ist sozusagen ganz neu. Er wurde bisher noch nicht veröffentlicht und wird auch wenig angewandt. Durch Dr. Bruce Dewe aus Neuseeland habe ich ihn kennengelernt, und ich benutze diese Form des Selbst-Tests gern und mit gutem Erfolg.

5.
Techniken zum Ersatz-Test

Manchmal kann man mit der Person selbst, die kinesiologisch getestet werden soll, keinen Muskeltest durchführen. Babies kann der Test noch nicht erklärt werden, kranke Menschen sind vielleicht zu schwach, im Schlaf oder bei Bewußtlosigkeit funktioniert der Muskeltest ebenfalls nicht.

Die Form des Ersatz-Muskeltests setzen wir vor allem ein, wenn es um Kleinkinder oder ältere Menschen geht. Sie ist sogar bei Tieren und Pflanzen geeignet. Der Ersatz-Test ist wirklich eine verblüffende Technik; mit ihrer Hilfe kann man selbst eine bewußtlose Person wieder ins Gleichgewicht bringen.

Sie brauchen eine zweite Person, die Ihnen assistiert. Die zweite Person fungiert als der »Ersatz«. Diese Ersatzperson berührt die Zielperson und dient auf diese Weise als Kanal oder Leitung für die körpereigene Intelligenz der selbst gerade nicht testfähigen Zielperson.

Man kann einen Ersatztest auch für Haustiere, Bäume und Pflanzen vornehmen. Beim Testen von Tieren ist es sinnvoll, den Besitzer als Ersatzperson einzusetzen.

Mit einer Ersatzperson können Sie nicht nur Muskeltests durchführen, sondern auch Ausgleichstechniken anwenden. Dabei wird Harmonie über die Ersatzperson an die Zielperson übertragen. Das läßt sich mit Touch-for-Health-Ausgleichsmethoden oder jeder anderen Balancetechnik der angewandten Kinesiologie machen. Sowohl beim Ersatz-Test als auch beim Energieausgleich gehen Sie folgendermaßen vor:

▷ Zuerst bringen Sie die Ersatzperson ins Gleichgewicht, zum Beispiel mit der Energieharmonisierung nach dem Touch-for-Health-System, bei dem vierzehn Muskeln ausbalanciert werden.
▷ Dann bitten Sie um Erlaubnis dafür, daß Sie diese Person als Ersatz nehmen für das Baby, den bettlägerigen alten Menschen, das Haustier usw.
▷ Die Ersatzperson berührt die eigentlich zu testende Person (bzw. das Haustier usw.) mit der einen Hand, während Sie am anderen Arm den Muskeltest durchführen.

Nachdem Sie mit den Muskeltests an der Ersatzperson die Körperbotschaften erhalten haben, nach denen Sie suchten, können Sie auf demselben Weg auch kinesiologische Behandlungen vornehmen.

▷ Alle Ausgleichstechniken und Behandlungsmethoden, die Sie normalerweise dem Klienten unmittelbar angedeihen lassen würden, können auch über eine Ersatzperson laufen. Natürlich ist es günstiger, wenn Sie sich dem Klienten direkt zuwenden (oder auch dem zu behandelnden Tier), weil bereits die Berührung des Körpers mit Ihren Händen eine heilsame Wirkung zeigen wird, auch ohne irgendeine »Technik«.

Wichtig ist, festzuhalten, daß der Fluß von Informationen und Energien, der durch kinesiologische Verfahren ausgelöst und genutzt wird, auch dann weiterfließt, wenn eine Ersatzperson »dazwischengeschaltet« wird.

Sie können diesen Prozeß für alle Arten von Fragen einsetzen. Sie können zum Beispiel fragen, ob ein bestimmtes Vitamin oder ein anderer Nahrungsmittelzusatz notwendig ist, ob eine Unverträglichkeit gegenüber bestimmten Lebensmitteln besteht usw.

Zum letzten Punkt, der Unverträglichkeit von Lebensmitteln, noch ein Praxishinweis: Sie können testen, während die Zielperson (oder das Haustier) etwas ißt und in dieser Zeit von der Ersatzperson, die Sie mit dem Muskeltest prüfen, berührt wird. Oder Sie stellen eine sehr einfache und klare Frage, die eine Ja/Nein-Antwort zuläßt und auf die der Muskel auch mit einer Ja/Nein-Anzeige reagieren kann.

Teil III

Praktische Anwendung der Kinesiologie im Alltag

»Heile die Vergangenheit, lebe die Gegenwart
und träume die Zukunft.«

1.
Testen von Nahrungsmitteln und Ergänzungsstoffen

Kinesiologische Muskeltests machen es möglich, die Ernährung ganz auf unsere individuellen Bedürfnisse einzustellen.

In der traditionellen Angewandten Kinesiologie werden alle Nahrungsmittel und Lebensmittelergänzungen (Vitamine, Mineralien usw.) getestet, wenn diese im Mund sind.

Touch for Health hat dieses Prinzip übernommen, wegen der offensichtlich direkten Verbindung vom Mund zum Gehirn, die vor allem wohl über die Geschmackspapillen erfolgt.

In der Bio-Kinesiologie hält man die zu testenden Nahrungsmittel von außen an die Parotiddrüse – das ist die Drüse an den beiden Wangenknochen, die Speichel produziert.

Sie können die jeweils getesteten Stoffe auch an die Thymusdrüse halten, über den Magen, an den Bauchnabel oder an unterschiedliche Organe; die Testperson kann sogar einfach nur an die entsprechende Substanz denken, während ein kinesiologischer Muskeltest durchgeführt wird.

Alle diese Systeme sind insofern erfolgreich, als sie Menschen helfen, sich über die Notwendigkeiten ihrer Ernährung bewußter zu werden und sich darauf einzustellen, Nahrungsmittel oder Substanzen zu vermeiden, die für sie persönlich ungünstig sind.

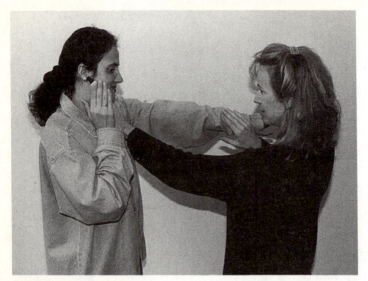

Abb. 16: Wangentest.

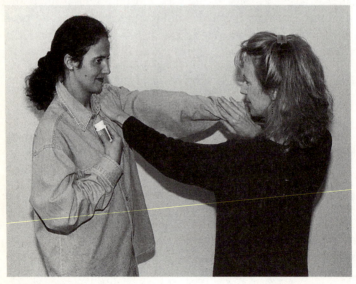

Abb. 17: Thymustest.

Das Aussuchen von Nahrungsergänzungsstoffen

Heutzutage machen sich viele Menschen zu Recht lustig darüber, daß viele Zeitgenossen zu viele Pillen »einwerfen«. Allerdings stellt es auch eine Tatsache dar, daß heute den Menschen zwar oft große Mengen an Nahrungsmitteln zur Verfügung stehen, deren Qualität allerdings äußerst mangelhaft ist.

In Verbindung mit dieser Situation stehen eine Vielzahl weiterer Faktoren – wie ein hohes Maß an Streß im Alltag des modernen Lebens, Umweltverschmutzung, Unwissen über den Nährwert von Lebensmitteln und eine allgemeine Lethargie hinsichtlich Nahrungsmitteln. Das Ergebnis ist eine Gesellschaft von weithin kränkelnden und schlecht ernährten Menschen.

Eine zusätzliche Einnahme von entsprechenden, ausgewählten Nahrungsmittelergänzungsstoffen, wie Vitamine, Enzyme, Mineralien, phytochemische Substanzen usw. ist in den meisten Fällen die einzig sinnvolle und durchführbare Lösung, um ein biochemisches Gleichgewicht wiederherzustellen und beizubehalten.

2.
Nahrungsmittelgruppen und Ernährungsvorschläge

Nahrungsmittelkategorien

Lebensmittel können in drei grundlegende Gruppen eingeteilt werden, nämlich in biogene, biostatische und biozide Stoffe.

Biogene Nahrungsmittel sind solche, die »lebenspendend« wirken. Sie tragen auf eine positive Weise zum allgemeinen Wohlbefinden bei und heben das Energieniveau.

Biostatische Nahrungsmittel bringen weder sehr viel mehr Energie, noch vermindern sie sie. Sie mögen leicht positiv oder leicht negativ wirken, werden aber durch Muskeltests nicht als besonders günstig oder besonders ungünstig angezeigt.

Biozide Nahrungsmittel sind »lebenstötende« Stoffe, die man unbedingt vermeiden sollte. Solche Nahrungsmittel verursachen Streß für die gesamte Person. Sie spielen auch eine Rolle für Allergien und Empfindlichkeit gegenüber bestimmten Lebensmitteln. Wenn wir solche negativen Stoffe aus unserer Nahrung verbannen, kann das die Streßbelastung des Nervensystems entscheidend reduzieren, die Integration zwischen der linken und rechten Gehirnhälfte verbessern und auf vielen anderen Ebenen der neurologischen Funktionen günstige Folgen haben.

Ganz interessant ist der Vergleich mit einer Dreiteilung von Nahrungsmitteln nach alter indischer Weisheitstradition. Dort gibt es eine *Sattva*-Nahrung, eine *Rajas*-Nahrung und eine *Tamas*-Nahrung.

Die erste ist eine reine, klärende Ernährungsweise, welche der Heiterkeit, Gelassenheit und der spirituellen Entwicklung förderlich ist und zum Beispiel aus Früchten, Nüssen und manchen Gemüsen besteht sowie aus klarem Wasser.

Die zweite Gruppe ist eine aufbauende Ernährung, die dem Körper physische Energie gibt und Kraft erzeugt; dazu gehören zum Beispiel viele Milchprodukte und eine große Zahl verschiedener Gemüsesorten.

Die dritte Gruppe schließlich bilden solche Nahrungsmittel, die abstumpfen, wie vor allem Fleisch sowie alle anderen tierischen, nichtvegetarischen Nahrungsmittel und Alkohol.

Es gibt zwei Hauptgründe, um Lebensmittel kinesiologisch zu testen:
1. Am gebräuchlichsten ist es, biozide Nahrungsmittel herauszufinden. Für jeden von uns gibt es Lebensmittel oder Kombinationen von Lebensmitteln, die uns nicht bekommen. Manche der üblicherweise konsumierten Nahrungsmittel führen zu einem Energieungleichgewicht und sind deshalb ungünstig für unsere Gesundheit. Durch Muskeltests stellen wir diese Substanzen fest und fördern damit eine Verbesserung des Gesundheitszustands durch eine bessere Auswahl von Nahrungsmitteln und Ergänzungsstoffen, wie Vitamine, Mineralien usw.
2. Weniger bekannt ist die Anwendung des Muskeltests, um eine positive Ernährung festzustellen, also biogene Nahrungsmittel herauszufinden. Allzu häufig richten wir unsere Aufmerksamkeit auf die negativen Aspekte; eine Veränderung der Ernährungsgewohnheiten wird von Kindern zum Beispiel oft als ein Nahrungsmittelentzug gedeutet.

Wenn wir Muskeltests einsetzen, um Substanzen zu ermitteln, die unser Organismus braucht, um seine Balance wiederzufinden, führt das meist zu einer lohnenden Überraschung.

Wir können Muskeltests durchführen, um zu bestimmen, von welchen Stoffen wir mehr und von welchen wir weniger brauchen, um unser Körpersystem in ein besseres Gleichgewicht zu bringen, Streß zu beseitigen und Raum zu schaffen, damit sich eine Integration vollziehen kann.

Ernährungsgewohnheiten

Wenn man bestimmte Nahrungsmittel gewohnheitsmäßig immer wieder zu sich nimmt, kann auch das zu Überempfindlichkeit führen, so daß selbst aus biogenen Lebensmitteln biozide werden. Wenn wir ständig das gleiche essen, können sich die Enzyme der Bauchspeicheldrüse erschöpfen. Das führt nach Ansicht vieler Spezialisten auf diesem Gebiet zu Störungen im Zuckerstoffwechsel und unter Umständen auch zu Nahrungsmittelallergien oder Überempfindlichkeiten. Heute können wir davon ausgehen, daß praktisch jede Nahrung biozid werden kann, wenn wir sie ständig zu uns nehmen.

Darüber hinaus mag etwas für einen Menschen biogen sein, was für den anderen biozid wirkt und umgekehrt, da wir alle ganz individuelle Stoffwechselbedürfnisse und Gesundheits- und Krankheitsmuster besitzen.

Die Schlüsselworte heißen Bewußtheit und Auswahl. Wenn wir unsere Bewußtheit erhöhen, werden wir in der Lage sein, eine bessere Wahl zu treffen.

Phytochemische Substanzen – mehr als Vitamine

Nahrung und Nährstoffe sind für den Körper notwendig, sie halten den Stoffwechselprozeß in Gang. Unser Körper ist bereits der beste Biochemiker, der für seine Arbeit die Moleküle verwendet, die in Essen und Trinken enthalten sind, um seinen Organismus am Leben zu halten. Manche dieser bioaktiven Substanzen sind in Pflanzen enthalten bzw. werden von diesen produziert; man nennt sie auch phytochemische Stoffe.

Diese Stoffe sind mehr als Grundnährstoffe, wie Kohlehydrate, Fette, Proteine, Vitamine und Mineralien. Sie stellen Schutzstoffe für die Enzymsynthese und die Zellen dar. Sie wirken auch als Anti-Oxidantien (und verbessern damit die Sauerstoffaufnahme der Zellen) und als Ausgleichsstoffe für die »freien Radikale«, die schwache Zellen angreifen und schädigen.

Vor wenigen Jahren wußten nicht viele Menschen, daß phytochemische Stoffe existieren. Heute bilden sie die Frontlinie in der Krebsforschung und Krebsverhütung. Forscher haben den Wert eines phytochemischen Stoffes für die Verhütung von Krebs erkannt, der in Brokkoli, Blumenkohl, Rosenkohl, Steckrüben und Grünkohl vorkommt. Dieser Stoff wird *Sulforaphan* genannt. Er wirkt wie eine biochemische Blockade für viele Mechanismen im Körper, die zur Tumorbildung führen.

Leider gehen diese phytochemischen Stoffe verloren, wenn Obst und Gemüse noch grün geerntet wird, also vor der eigentlichen Reife (um sie besser transportieren zu können); ebenso durch den Kochvorgang und durch ungeeignete Lagerung.

Bekanntlich gibt es eine Reihe chemischer Substanzen, wie Pestizidrückstände und giftige Abfälle, die über Luft, Wasser und Nahrungsmittel zu uns gelangen und unterschiedliche Körpersysteme stören, welche den Ausgleich von Energien und Stoffwechselvorgängen regulieren. Ständig werden wir von Umweltgiften »bombardiert«; wir brauchen phytochemische Stoffe, um diese Gifte zu bekämpfen.

Symptome für die Fehlfunktion und/oder Erkrankung von Körpersystemen scheinen auf, wenn der Stoffwechselvorgang gestört wird oder sogar zusammenbricht. Dabei bilden diese Symptome nur die Spitze eines Eisberges.

Nahrungsmittelkombinationen und Verdauung

Die ungeeignete Zusammenstellung von Nahrungsmitteln hat eine schlechte oder gestörte Verdauung zur Folge. Führende Ernährungsexperten meinen, daß die überwältigende Mehrzahl heutiger Krankheiten auf der Welt auf schlechte Ernährung zurückzuführen ist.

Obwohl viele von uns vielleicht Lebensmittel zu sich nehmen, die einen relativ hohen Ernährungswert besitzen, überlasten wir meist unser Verdauungssystem so stark, daß der volle Nutzen dieser Lebensmittel gar nicht ausgeschöpft werden kann.

Wenn wir unser Essen nicht richtig zusammenstellen, stellen wir selbst die Weichen für eine Fehlernährung und die Ansammlung von Toxinen im Körper, die ein wesentlicher Faktor für die vorzeitige Alterung und die Verschlechterung der Gesundheit oder sogar für degenerative Erscheinungen sind.

Die Verdauung erfordert eine ganze Menge Energie. Wenn wir unser Essen richtig kombinieren, haben wir einfach mehr Energie zur Verfügung und verbessern auf einfache Weise unseren gesamten Gesundheitszustand.

Sie können sich selbst davon durch den Vergleich überzeugen, wie Sie sich nach einem schlecht zusammengestellten Essen und wie Sie sich nach einem vernünftig kombinierten Mahl fühlen.

Ein zusätzlicher Vorteil der richtigen Zusammenstellung von Nahrungsmitteln liegt darin, daß der Körper sich bei einer solchen Ernährung wie von selbst auf sein Idealgewicht einstellt. Wenn Sie sich an die entsprechenden Richtlinien der Nahrungsmittelkombination halten, werden überschüssiges Fettgewebe und Zellulitis schnell verschwinden.

Richtlinien zur Nahrungsmittelkombination

1. Vermeiden Sie, zu viele verschiedene Proteine (Eiweiße) bei derselben Mahlzeit zu essen (zum Beispiel Fleisch, Nüsse, Käse, Eier).
2. Essen Sie Fette und Proteine bei unterschiedlichen Mahlzeiten, nicht bei denselben. Falls Sie doch nicht anders können, dann sollten Sie zumindest auch rohen, grünen Salat essen, um den Einfluß der Fette auszugleichen, welche die Aufnahme des Eiweiß behindern.
3. Wenn Sie Proteine essen, dann am besten zusammen mit grünen Gemüsen.
4. Vermeiden Sie, bei derselben Mahlzeit Lebensmittel zu essen, die Stärke (Kohlehydrate) und Protein enthalten (vermeiden Sie also Brot zu Fisch oder Huhn zu essen, Brot und Käse, oder Kartoffeln und Fleisch). Manche Experten machen einen Unterschied zwischen komplexen stärkehaltigen Lebensmitteln (Kartoffeln) und raffinierten (Brot, Pizza, Nudeln); sie glauben, daß Kartoffeln und Käsefondue besser verdaut werden können als zum Beispiel Brot und Käsefondue.
5. Früchte sollten Sie entweder als eine Extramahlzeit oder nur zwischen den Mahlzeiten essen, nicht zusätzlich zu anderen Nahrungsmitteln.
6. Süße, stärkehaltige Früchte, wie Bananen, sollten nicht zusammen mit säurehaltigen Früchten, wie Orangen, Pflaumen usw., gegessen werden.
7. Melonen sollten Sie nur allein für sich oder gar nicht essen.
8. Falls Sie unbedingt Milch trinken müssen, tun Sie das bitte, ohne dazu etwas anderes zu essen oder zu trinken. Sonst lassen Sie lieber die Hände von Milch. Milch bleibt viele Stunden im Magen und neigt dazu, die Verdauung leicht verdaulicher Nahrungsmittel zu verzögern, welche zusammen mit Milch gegessen werden. Die Zusammenstellung von anderem Essen mit Milch trägt auch zu einer unnatürlichen Gärung bei, was zu Blähungen führen kann.

9. Trinken Sie nicht zum Essen. Warten Sie eine Stunde nach dem Essen, bevor Sie etwas trinken, bzw. achten Sie darauf, daß zwischen Trinken und dem folgenden Essen mindestens zwanzig Minuten verstreichen.
10. Grünes Gemüse und Salate, Auberginen, Karotten, Avocados und Pilze gelten als »neutrale« Nahrungsmittel; Sie können sie sowohl mit Stärke- wie mit Eiweißnahrung zu sich nehmen.
11. Trinken Sie kein Wasser aus dem Wasserhahn. In den meisten Trinkwasseranlagen wird dem Wasser Chlor hinzugefügt, um Bakterien abzutöten. Chlor in Ihrem Magen tötet auch Ihre wichtige natürliche Darmflora.

Dies sind allgemeine Richtlinien. Selbst die Experten sind sich keineswegs immer einig; manche sind strenger, andere großzügiger in ihren Empfehlungen. Die Schlüsselworte lauten **Aufmerksamkeit** und **bewußte Auswahl**. Wenn Sie bewußter leben und sich bewußter ernähren, werden Sie Ihr Wohlbefinden entscheidend verbessern!

Was ist nicht gut? Ihr Körper weiß es!

Ihr Körper erkennt Nahrungsmittel und Getränke, die biozid wirken oder die in ihrer Zusammenstellung ungünstig für die Gesundheit sind.
Hierzu zählen Nahrungsmittel,
▷ auf die Sie allergisch reagieren
▷ die Sie nicht gut verdauen können
▷ deren Nährwert Sie nicht richtig nutzen können.

Wenn Ihr Körper instinktiv etwas ablehnt, sollten Sie das als ernstzunehmendes Signal werten, das betreffende Nahrungsmittel nicht häufiger als einmal innerhalb von vier Tagen zu sich zu nehmen (im Sinne einer »Lebensmittel-Rotation«) oder es mit anderen Nahrungsmitteln als bisher bzw. ganz allein zu verzehren oder ganz darauf zu verzichten, falls die Symptome anhalten.

Die häufigsten Anzeichen bzw. Reaktionen auf biozide Wirkung von Nahrungsmitteln auf den Körper (die Sie auch ohne jeden Muskeltest leicht selbst feststellen können) sind:

▷ Völlegefühl
▷ Blähungen, Aufstoßen
▷ Kloßgefühl im Hals
▷ Depressionen bzw. depressive Stimmungen
▷ Husten
▷ Schwitzen
▷ Durchfall
▷ Atemnot
▷ Aufstoßen der Galle
▷ juckende, brennende Haut
▷ aufgedunsene Tränensäcke
▷ Müdigkeit
▷ Übelkeit
▷ Verdauungsstörungen
▷ Verstopfung
▷ Niesen
▷ Kopfschmerzen
▷ Schläfrigkeit
▷ Nervosität, Irritierbarkeit
▷ Spannungen in Nacken- und Schultermuskeln
▷ Kriechgefühle auf der Haut

Schlußfolgerungen für unsere Ernährung
Aus all dem ergibt sich, daß wir darauf achten sollten, unsere Nahrung mit ausgewählten Nährstoffen zu ergänzen, zu denen Vitamine, Mineralien, Enzyme und auch phytochemische Stoffe gehören, weil das in den meisten Fällen die einzig sinnvolle Möglichkeit darstellt, wieder eine Stoffwechselreserve aufzubauen und ein biochemisches Gleichgewicht zu erlangen und beibehalten zu können.

3.
Testen von Naturheilmitteln

Muskeltests fungieren auch als ein diagnostisches Werkzeug, um die Bedürfnisse des Körpers hinsichtlich von Nährstoffen, Vitaminen, Mineralien, Eiweiß, Kräutern usw. zu bestimmen. Die kinesiologische Testmethode dient sowohl dazu, herauszufinden, was für den einzelnen förderlich oder belastend ist, als auch Dosierungen und den Nutzen spezieller Zusammensetzungen von Präparaten zu bewerten.

Wir können rein theoretisch davon ausgehen, daß diese Anwendung generell für alle Arten von Medikamenten gilt, von naturheilkundlichen Mitteln über homöopathische zu allopathischen.

Austesten von Medikamenten
Wenn es sich um die Bewertung von Medikamenten handelt, sollten wir uns jedoch folgender Tatsache bewußt sein:
1. Wir sollten (mit oder ohne Kinesiologie) nicht in die Diagnose und Therapie von Ärzten, Heilpraktikern und anderem berufsmäßigen Gesundheitspersonal hineinwirken. Es wäre unverantwortlich, ein verordnetes Medikament nicht zu verwenden, weil ein Muskeltest nahelegt, daß der Körper es »ablehnt«. Sprechen Sie also unbedingt vor irgendwelchen Änderungen bei Ihren Heilverfahren und Ihrer Medikamenteneinnahme mit dem zuständigen Behandler.

2. Wenn wir irgendeine beliebige Substanz mit einem Muskeltest überprüfen, ist die Reaktion des Muskels darauf nur ein Zeichen für eine Energieveränderung, eine Streßreaktion oder eine Ja/Nein-Antwort. Was heißt das? Der Körper tut sein Bestes, um uns auf den Reiz, dem wir ihn aussetzen, eine Rückmeldung zu senden; unsere Absicht und die Klarheit in unserer Übermittlung werden einen wesentlichen Einfluß auf die Ergebnisse ausüben; die Formulierung <u>unserer Fragen bzw. Feststellungen oder Absichten ist für das Resultat entscheidend.</u>

Was wollen wir wissen? Wonach suchen wir? Befragen wir den Körper über optimale Gesundheit? Über ein spezielles Gesundheitsproblem?

Wenn wir zum Beispiel zur Beseitigung von Gesundheitsstörungen ein homöopathisches Mittel nehmen, dessen Ursubstanz »Gift« für den Körper wäre, um damit eine biochemische Reaktion im Körper auszulösen, könnte sich die Muskelreaktion im kinesiologischen Test auf das »Gift« beziehen oder auf das langfristig positive Resultat, welches mit diesem Mittel erzielt werden kann.

Ein anderes Beispiel wäre ein allopathisches Medikament, das auf eine bestimmte Infektionskrankheit wirkt. Die enthaltene Droge ist toxisch (»giftig«) genug, um den Infektionsauslöser zu töten, hat aber leider auch ungünstige Nebenwirkungen für unser Immunsystem und manche Organe: Was zeigt ein Muskeltest in diesem Fall an? Den positiven Effekt in der Bekämpfung des Infektionsauslösers oder den negativen Effekt auf andere Körpersysteme?

Wenn ein Medikament aus medizinischen Gründen bei einer bestimmten Krankheit notwendig ist, kann sich ein Muskeltest als günstig erweisen, ohne damit den Wert der Behandlung in Frage zu stellen, sondern um zusätzliche Nahrungsmittelergänzungsbedürfnisse des Körpers zu ermitteln, so daß er mit den Nebenwirkungen dieses Medikaments besser fertig werden kann.

Ein Beispiel aus der Aids-Behandlung: In amerikanischen Studien wurde festgestellt, daß der trinkbar gemachte Extrakt von Aloe Vera (einer Heilpflanze) in Kombination mit der üblichen Behandlung mit dem Aids-Präparat AZT die Wirkung von AZT auf den Aids-Virus verstärkt und gleichzeitig das Immunsystem, das sonst von diesem Medikament geschwächt wird, widerstandsfähiger macht.

3. Die Bedeutung des Muskeltests durch einen Menschen ist der Schlüssel zum wahren Wert der kinesiologischen Methode. Der Wert und die Genauigkeit des Systems der Kinesiologie haben sich zwar über Jahrzehnte auf sehr überzeugende Weise bewährt – in neuen Entdeckungen und neuem Wissen sowie in verblüffenden diagnostischen und therapeutischen Erfolgen –, aber letztlich hängt der Wert immer wieder aufs neue davon ab, wie der Kinesiologe in diesem Moment, mit diesem Menschen, in dieser Situation arbeitet.

Selbst wenn wir in unserer Kommunikation und unserer Absicht sehr genau sind, möchte ich vor voreiligen Interpretationen von Resultaten warnen. Die Folgen von Handlungen bzw. Behandlungsmaßnahmen, die aufgrund Ihrer Deutung eines Muskeltests vorgenommen werden könnten, haben für den Klienten oder Patienten entscheidende Konsequenzen. Es gilt also, sich immer seiner Verantwortung und der Begrenztheit der eigenen Erkenntnis bewußt zu bleiben!

4.
Testen von emotionalem Streß und Schmerzen, Ausgleichstechniken zur Lösung und Heilung

Emotionaler Streß

Emotionaler Streß kann eine Hauptursache für ein Muskelungleichgewicht darstellen und sowohl die Struktur wie die Biochemie des Körpers beeinflussen.

Ausgleichstechniken für die Lösung von emotionalem Streß helfen dem Körper, sich von diesen Spannungen und Blockaden zu befreien. Im Handbuch für Touch for Health und in Grundkursen werden Einzelheiten dieser Techniken vermittelt. Hier stelle ich einen einfachen Zugang dar.

Technik
Wir testen einen Muskel, wenn die Testperson an nichts Bestimmtes denkt. Dann testen wir den Muskel, während die Testperson an etwas denkt, was sie stört. Der Muskel wird sich dann vermutlich »ausschalten«, also beim Test lösen und nachgeben.

Die Technik zur Lösung von Streß besteht nun darin, daß man die »Stirnpunkte« hält, während die Testperson an ihr Problem denkt. Wir halten diese Punkte mit einer leichten Berührung, bis der Puls an beiden Punkten synchronisiert ist oder bis sich die Testperson in bezug auf ihr Problem befreiter

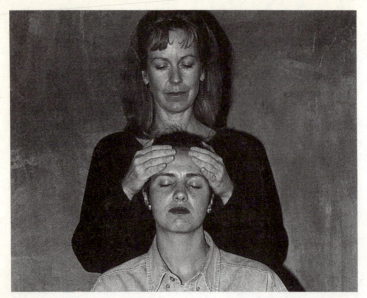

Abb. 18: Die »Stirnpunkte« dienen dazu, emotionalen Streß zu lösen ...

fühlt. (Es geht dabei nicht um den Puls, der durch den Herzschlag bestimmt wird, sondern um ein eigenes Pulsieren der mikroskopischen Kapillarbetten in der Haut!)

Dann testen wir den Muskel erneut, während die Testperson wiederum an ihr (bisheriges) Problem denkt, um festzustellen, ob der Körper den Streß jetzt besser handhaben kann.

Wenn wir Streß erleben, sei es emotional oder physisch, geht unser Körper durch eine Reihe biochemischer Veränderungen, die sich in ihrer Intensität voneinander unterscheiden, in Abhängigkeit von der Schwere des Stresses oder des Traumas.

Eine der Wirkungen von Streß besteht darin, daß wir von einer Serie negativer Faktoren geprägt werden, die uns irgendwie zu verfolgen scheinen. Wir mögen ein einzelnes Streßerlebnis »vergessen«, aber unser Biocomputer speichert die Information und erinnert sich an diesen Streß jedesmal, wenn wir in eine ähnliche Situation geraten. Das Resultat ist dann

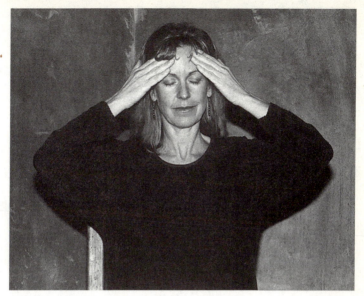

Abb. 19: ... Sie können sie auch selbst aktivieren.

ein kumulativer Effekt, der dazu führt, daß sich unser Wesen fast ständig in Streß befindet.

Unsere Reaktionen hängen alle von unserer Gemütsverfassung oder unserer mentalen Programmierung ab, die in der jeweiligen Situation gegeben ist. Jeder von uns entwickelt im Laufe der Zeit und als Folge von Lebenserfahrungen bestimmte Verhaltensmuster.

Diese Muster bestimmen, wie wir über Geschehnisse denken und wieviel emotionalen Streß wir ertragen. Einfach dadurch, daß wir verändern, wie wir über eine Situation denken, kann häufig schon emotionaler Streß reduziert werden. Das nennt man Reprogrammierung oder Neuprogrammierung.

Wenn wir einen Menschen auffordern, sich auf ein besonderes Streßereignis auszurichten, reaktivieren wir damit den Überlebensmechanismus der betreffenden Person. Die Technik zur Streßlösung aktiviert Reflexpunkte (die man auch neurovaskuläre Punkte nennt), welche mehr Blut in die Vorderlappen des Gehirns transportieren lassen.

»Hinterkopfdenken« stellt den Überlebensmechanismus dar; im hinteren Teil des Gehirns (dem »Kleinhirn«) speichern wir automatische Reaktionen, die auf früheren Erfahrungen beruhen. Das Denken mit dem Vorderhirn (dem »Großhirn«) ist schöpferisches Denken, das neue Optionen und neue Alternativen öffnet.

Die Technik zur Lösung von Streß hat den Effekt, die biochemischen Auslöser für alte Streßerinnerungen zu vermindern oder auszulöschen und auf diese Weise Streß zu reduzieren.

Die Technik zur Streßlösung stellt einen der einfacheren und effektiveren Wege dar, um die schädlichen Wirkungen von Streß zu vermindern.

Wann soll man die Technik zur Streßlösung anwenden? Die Technik zur Lösung von Streß kann auf vergangene, gegenwärtige oder zukünftige Ereignisse angewandt werden. Die rechte Gehirnhälfte wird sogar Phantasien als »neue Realität« akzeptieren und sie an die Stelle von bislang eingeprägten Streßerinnerungen setzen, die uns so schlechte Dienste erweisen.

Da die rechte Gehirnhälfte zeitlos ist, kann man sie als eine Art Zeitmaschine benutzen, um sich zeitlich rückwärts oder vorwärts zu bewegen und die Gegenwart, die Vergangenheit oder die Zukunft neu zu gestalten und zu »erschaffen«.

Die Technik ist stets dieselbe, sie läßt sich vor allem auf folgende Situationen anwenden:
▷ Situationen, in denen wir überwältigt oder überlastet sind, in denen wir einem Zusammenbruch nahe sind, »unseren Kopf verlieren«, nicht mehr klar oder gar nicht mehr denken können.
▷ Um jemandem mit einem speziellen Problem zu helfen; der Betreffende muß uns sein Problem nicht ausdrücklich schildern.

▷ Um einflußreiche negative Erinnerungsmuster und Erinnerungen an ein körperliches oder emotionales Trauma zu klären.
▷ Um Verhaltensmuster neu zu programmieren und die erwünschten Reaktionen und Verhaltensweisen zu schaffen.
▷ Um im Unterbewußtsein einen mentalen Plan zu schaffen, um Höchstleistungen zu erreichen. Die Technik der Streßlösung hat für jede Art von Leistung einen nachhaltigen Effekt.

Kreative Visualisierung

Mit der Technik zur Lösung von Streß können Sie eine Reihe anderer Methoden verbinden. Schöpferische Vorstellungen benutzt man gern, um eine erwünschte Verhaltensweise zu schaffen oder mental den »vollkommenen Sprung« (zum Beispiel im Sport) einzuüben. Dahinter steckt die Idee, im Unbewußten ein mentales Bild zu plazieren, auf das der Körper später zurückgreifen kann.

Positive Bildvorstellungen kann man auch benutzen, um besser mit Alltagssituationen fertig zu werden, besonders mit solchen Umständen, in denen »unsere Köpfe gedrückt« werden. Das sind Situationen, in denen wir quasi automatisch reagieren, in denen wir handeln, ohne nachzudenken und ohne eine bewußte Entscheidung zu treffen.

Kreative Visualisierung kann allein für sich angewandt werden; meistens ist es wirksamer in Verbindung mit der Technik zur Streßlösung.

Affirmationen

Eine weitere populäre Methode zur Selbstprogrammierung besteht darin, sogenannte Affirmationen mental oder verbal zu wiederholen. Affirmationen sind kurze positive Gedanken, die dem Unterbewußtsein als Leitlinie für späteres instinktives Reagieren und Verhalten eingeprägt werden sollen.

Sie können auch während der Wiederholung positiver oder liebevoller Affirmationen die Punkte halten. Hörbar wiederholte Affirmationen zum Thema, wie man sich mit sich selbst fühlt oder wie man sich in bestimmten Situationen verhalten möchte, stellen für manche Menschen sehr wirkungsvolle Instrumente der Veränderung dar.

Eine Affirmation wird jedoch nur dann wirklich effektiv sein, wenn das unterbewußte Gemüt die Affirmation auch annimmt. Bei der Lösung von mentalem Streß scheinen solche Affirmationen am wirkungsvollsten zu sein, die uns nur dazu auffordern, Umstände, andere Menschen oder uns selbst zu akzeptieren, ohne etwas ändern zu müssen. Diese Affirmationen sind in Verbindung mit der Technik zur Streßlösung noch wirksamer.

Emotionale Streßverminderung durch Augenbewegungen

Dr. Wayne Topping brachte eine neue Dimension in die Technik der Lösung von emotionalem Streß, indem er diese Methode mit Augenkreisen verband, das er aus der neurolinguistischen Programmierung (NLP) übernahm und das auch in der Biokinesiologie Verwendung findet. Im NLP-System beziehen sich spezielle Augenpositionen auf bestimmte innere Prozesse, wie Vorstellung der Vergangenheit oder Zukunft, Hören, Spüren usw.

Tatsächlich kann die Wirksamkeit der Technik zur Lösung von emotionalem Streß in Verbindung mit Augenkreisen erhöht werden. Man benutzt diese Methode, um das Gehirn nach Dingen »abzusuchen«, die für die jeweilige Situation irgendwie noch von Bedeutung sein könnten.

Anscheinend gewähren spezielle Augenpositionen einen Zugang zu Teilen des Gehirns, in denen Erinnerungen lagern, welche für die betreffende Person noch immer Streß auslösen.

Wenn man die »Stirnecken« hält, während die Augen kreisen, um diese Erinnerungen zu erschließen bzw. auszulösen, löst und klärt das den dort eingelagerten Streß – ob die Person sich dessen, worum es geht bzw. ging, nun bewußt ist oder nicht.

Zusammenfassung
Die Technik zur Lösung von Streß kann in Verbindung mit anderen Methoden angewandt werden, um das Unbewußte zu erreichen und Verhaltensweisen neu zu programmieren. Wenn man Kontakt mit den Stirnecken aufnimmt, während man Reprogrammierungstechniken durchführt, wirken diese Verfahren offensichtlich besser und rascher. Es ist, als ob wir über die Stirnecken einen direkteren Kommunikationsdraht gefunden hätten, um mit dem Unbewußten einen besseren Austausch zu gewinnen.

Streßlösung für Sie selbst

Die oben beschriebene Technik können Sie auch für sich selbst mit großem Erfolg anwenden, wenn es auch immer angenehm ist, die Hilfe eines anderen Menschen zu haben.

Hier einige Praxistips:
1. Finden Sie, wenn möglich, einen ruhigen Platz, an dem Sie wirklich Sie selbst sein können.
2. Schließen Sie Ihre Augen und halten Sie Ihre »Stirnpunkte«. Sie finden sie ungefähr drei bis vier Finger breit über den Augen auf der Stirn (siehe Abbildung 19).

Entspannen Sie sich, atmen Sie tief durch und lassen Sie die Streßsituation, die Sie behandeln wollen, Revue passieren – entweder in Ihrer Vorstellung, oder indem Sie das Problem hörbar aussprechen; achten Sie dabei darauf, was Sie gesehen, gehört, gefühlt und gedacht haben. Notieren Sie geistig einfach, was Ihnen präsent ist und was geschehen ist, ohne darauf zu reagieren oder zu beurteilen.

3. In bezug auf ein Ereignis, das noch vor Ihnen liegt, stellen Sie sich bildhaft vor, wie Sie das Ereignis optimal und erfolgreich durchleben. Erinnern Sie sich an die körperlichen Empfindungen, die Sie erfahren haben, als Sie großen Erfolg erlebten und sich kraftvoll und vertrauensvoll fühlten. Richten Sie Ihre Aufmerksamkeit auf das aus, was Sie selbst sehen, hören, fühlen und sagen. Inszenieren Sie in Ihrer Visualisierung alles so, wie Sie es gern hätten. Auch Ihre Phantasie hat hier einen Platz.
4. Wenn Ihr Geist und Ihr Gemüt beginnen, herumzuwandern oder abzuschweifen, ist das ein Zeichen für Sie, daß die Situation vom Streß befreit ist. Wenn Sie an die sonst eher streßverursachende Situation denken, verursacht das nun keine Blockade in Ihrem Energiefluß und auch keine neurologischen Störungen mehr.

Der Nutzen dieser Technik

Diese Technik kann manchmal eine emotionale Klärung oder eine Kartharsis, also eine »Heilkrise« auslösen. Lassen Sie sich darauf ein und erkennen Sie, daß Sie manche emotionalen Wunden damit heilen werden.

Die Technik der Lösung von emotionalem Streß ist eine wundervolle, unaufdringliche Methode, um Menschen zu helfen. Sie ist ein respektvoller und liebevoller Weg, um jemandem zu helfen, der emotional aufgewühlt ist. Diese Technik hilft, unsere Gefühle wieder zu harmonisieren und sie löst und klärt alte, gestaute Energien. Die körperlichen Wirkungen dieser Technik schließen ein allgemein verbessertes Wohlbefinden ein, die Lösung von »mentalem Nebel«, eine tiefere Entspannung und größere Wachheit. Auch Kinder und sogar Tiere reagieren auf diese Technik rasch und gut.

5.
Sich Ziele setzen

Ziele zu definieren und sie bewußt anzusteuern ist für den kinesiologischen Ausgleich von höchster Bedeutung. Ziele bilden den Ausgangspunkt für unsere Reise in die Schaltkreise der körpereigenen Intelligenz.

Manchmal stellen wir fest, daß wir es einfach nicht schaffen, sosehr wir uns auch darum bemühen mögen, bestimmte Ziele zu erreichen. Das spiegelt sich dann darin, daß wir nicht genügend physische oder emotionale Energie spüren, um die Ziele zu erreichen, oder wir fallen sogar in depressive Zustände. Zu anderen Zeiten haben wir zuviel physische oder emotionale Energie in ein bestimmtes Vorhaben oder eine Tätigkeit investiert. In beiden Fällen ist das Endergebnis unbefriedigend.

Ereignisse aus der Vergangenheit und Gedanken über die Zukunft können sich auf unsere gegenwärtige Lebensweise und Funktionsfähigkeit auswirken. Vergangene Traumata können einen toxischen Effekt, eine regelrecht giftige Wirkung ausüben, die sich auf die Gegenwart erstreckt und uns daran hindert, aus uns herauszugehen und unser Potential in der Zukunft auch wirklich zu erreichen.

Die Absicht, die Willensausrichtung, bestimmt den Fluß der Energie. Wenn wir einem Menschen helfen, eine klare Aussage darüber zu treffen, welche positiven Absichten er verfolgt, ist das bereits der erste Schritt, diese positiven, konkreten Absichten auch zu verwirklichen. Dann stellen sich die neurologischen Systeme des Körpers auf eine Ausrichtung der Energie ein, die Sie fördern und voranbringen können.

Im Ausgleichsprozeß, wenn durch bestimmte Verfahren wieder eine Balance geschaffen wird, benutzt der Kinesiologe das Biofeedback über Muskeln, um herauszufinden, wie Blockaden gelöst und das Gleichgewicht der Person wiederhergestellt werden kann, damit sich die positive Absicht manifestieren und sich leicht zugunsten des ganzen Wesens entfalten kann.

Manchmal gibt es keine spezifische, verbale Aussage über ein Ziel. Die Person spricht vielleicht über ein Thema, das so viele Facetten aufweist oder emotional so akut ist, daß der Mensch (noch) gar kein Ziel formulieren kann oder es unbestimmt und stillschweigend in sich trägt. Obwohl es dann unter Umständen zu keiner verbalen Erklärung eines Zieles kommt, wird sich meist eine emotionale Aufladung rund um das Thema ergeben.

Oft spüren wir, daß wir in unserem Leben etwas durchmachen, das wir zwar nicht richtig beschreiben können und das uns dennoch bewegt oder stört. Es fühlt sich so an, als ob irgend etwas irgendwo in uns brodelt. Und genau das trifft auch zu. Wir verfügen über Erinnerungen und Absichten, die sich nicht auf der Ebene des Bewußtseins befinden, sondern auf unterbewußte Weise oder in unseren Zellen eingelagert sind.

Kinesiologie ist ein wunderbares Werkzeug, um die Existenz dieser inneren Motivationen und Prägungen, Programme und Blockaden zu erkennen. Wenn wir uns Ziele setzen, können wir uns mit Hilfe der Muskeltests Themen zuwenden, die uns noch nicht völlig oder vielleicht gar nicht bewußt sind.

Ein Tip zur Selbsthilfe

Sie können sich selbst Ziele stecken. Langfristige Ziele müssen in realistische, kurzfristige Teilziele aufgegliedert werden.

Hier einige Fragen, die Ihnen helfen können, sich klare, positive Ziele zu stecken:

▷ Fühlen Sie sich in Ihrem Leben irgendwie blockiert?
▷ Falls ja, warum, in welchen Bereichen, mit welchen Personen, in welchen Situationen, in welchen Mustern?
▷ Wie würden Sie jetzt lieber leben, agieren, sich fühlen usw.?
▷ Was könnte und sollte in Ihrem Leben schöner sein?
▷ Was würden Sie lieber machen? Was könnten Sie besser?

Wenn Sie Antworten finden wie: »Ich möchte nicht so häufig schlechter Laune sein«, dann fragen Sie sich: »Was würde anders sein, wenn ich keine schlechte Laune hätte?« Finden Sie eine positive Motivation, etwas, was Sie ansport und erstrebenswert ist, und drücken Sie das auf positive Weise aus. Machen Sie sich also das bewußt, was Sie möchten, und nicht das, was Sie nicht möchten. Statt zu sagen: »Ich möchte nicht schlechter Laune sein und mein Leben sollte nicht so langweilig sein«, sagen Sie: »Ich bin liebevoll und mein Leben macht Spaß!«

Werden Sie sich Ihrer Widerstände, Emotionen und Verhaltensmuster bewußt. Dazu zählen auch unbewußte Eigenverurteilung, Selbstsabotage oder das Hören auf nagende Stimmen, die den Selbstwert unterminieren.

Führen Sie Übungen mit Ausgleichstechniken zur Lösung und Heilung von emotionalem Streß durch. Wenden Sie auch andere Techniken an, wie kreative Visualisierung, Affirmationen, Augenrotationen usw.

Denken Sie erneut an Ihr Ziel, und spüren Sie in sich hinein, wie Sie sich jetzt fühlen.

6.
Alte Muster und Blockaden auflösen

Die Macht unserer Glaubensmuster

Glaubensmuster durchziehen unser ganzes Leben. Die festen Überzeugungen, welche ganze Glaubensmuster ausmachen, bilden sich früh im Leben durch die Art und Weise, wie uns andere Menschen behandeln, wie andere in unserer Gegenwart miteinander umgehen und wie die Umwelt auf unsere Bedürfnisse in den verschiedenen Entwicklungsphasen eingeht oder eben nicht.

Glaubensmuster sind die Summe unserer unbewußten Annahmen und bewußten Urteile, der mythischen Archetypen und angewöhnten Verhaltensmuster, die uns von Augenblick zu Augenblick bestimmen. Alle Urteile und Signale unserer Familie über unseren persönlichen Wert sind ebenfalls darin enthalten und auf der Ebene des »inneren Kindes« gespeichert. Wenn unser inneres Kind, das ganz von diesen alten Glaubensmustern gelenkt ist, irgendwie verletzt wird, oder wenn wir während unserer Entwicklung Traumata erfahren haben, dann wird unsere Sicht der Welt verändert und verzerrt.

Unsere Glaubensmuster oder Glaubenssysteme bestimmen:
▷ wie wir planen;
▷ wie wir Entscheidungen treffen;
▷ wie wir die Handlungen anderer Menschen interpretieren;

▷ wie wir unseren Erfahrungen einen Sinn geben;
▷ wie wir Probleme lösen;
▷ wie wir Beziehungen gestalten;
▷ wie wir unser Fortkommen entwickeln;
▷ wie wir Prioritäten setzen.

Unsere Glaubensmuster bilden den Filter, durch welchen wir den Alltag unseres Lebens betrachten. Was wir glauben, die Überzeugungen, die wir hegen, wird zum Maßstab für das, was wir sehen, also wahrnehmen können. Wir sehen nur das, was in unsere Weltsicht hineinpaßt, und blenden alles andere aus.

Milton Erickson, ein berühmter Therapeut, hat einmal festgestellt, daß jeder Mensch eine ganz eigene »Weltkarte« mit sich herumträgt, eine Art inneres, unbewußtes Glaubensmuster. Erickson nennt das eine Form hypnotischer Trance, die bestimmt, wie wir jeden Moment unseres gesamten Lebens gestalten.

Ob wir glücklich oder unglücklich sind, hängt völlig davon ab, wie wir unsere Welt betrachten – und das wiederum beruht auf grundlegenden Überzeugungen, die man eben als Glaubensmuster bezeichnet. Solche festgefügten Überzeugungen sind nicht leicht zu verändern.

Während der frühen Kindheit haben wir Ansichten über uns und die Menschen unserer Umwelt verinnerlicht. Diese Überzeugungen gelten manchmal als »hypnotische Programme«. Sie haben uns geholfen, die Kindheit durchzustehen. Wenn wir jedoch später im Leben Situationen begegnen, die diesen Glaubensmustern zuwiderlaufen und unsere eingeübten und damals gültigen Verhaltensmuster in Frage stellen, dann gerät der Körper aus dem Gleichgewicht. Es entstehen gewisse, meist ziemlich gut voraussagbare Verhaltens- und Krankheitsmuster.

In der professionellen kinesiologischen Praxis stehen uns

eine Vielzahl von Techniken zur Verfügung, um mit solchen alten, inzwischen überholten Glaubensmustern umzugehen – egal, ob es sich um persönliche oder kollektive Glaubensmuster handelt.

Kinesiologie kann die Reprogrammierung solcher Wahrnehmungs-, Urteils- und Bewertungsmuster erleichtern, die unsere Gesundheit und das Wohlbefinden heute »sabotieren«. Wenn wir diese Reprogrammierung nicht vornehmen, bleiben wir stecken, stagnieren wir. Dann werden wir immer wieder auf dieselben ungelösten Probleme treffen:

»Wenn du immer das tust, was du schon immer getan hast, wirst du auch nur das erhalten, was du immer schon bekommen hast.«

Glaubensmuster, an denen wir unbewußt und blind unser Verhalten ausrichten, wirken wie ein Gefängnis. Sie legen sich wie ein Netz über unser Denken, so daß wir gar nicht anders können, als ihnen zu folgen.

Bewußtwerdung gibt uns eine Chance, die notwendigen Änderungen in unserem Leben vorzunehmen, indem wir uns damit auseinandersetzen, wie und warum beengende Glaubensmuster entstanden und eingeprägt worden sind.

Der Ausgleich des Gemüts

Die menschliche Psyche, das Gemüt, kann gleichzeitig an Überzeugungen festhalten, die sich eigentlich gegenseitig ausschließen. Bewußt lenken wir unsere Energien in eine Richtung, während wir unbewußt, auf der Ebene des Unterbewußtseins, unsere Energien in die entgegengesetzte Richtung lenken.

Sie können ein Ziel leichter erreichen, wenn Sie eine vielleicht vorhandene Opposition aus dem Unterbewußtsein ausschalten. Dazu muß das Gemüt oder die Psyche auf allen Ebenen in dieselbe Richtung zielen, es muß in sich ausgeglichen werden.

Wenn ein Ziel wiederholt verfehlt wird, so beruht das oft auf einem Mechanismus, den die Kinesiologie die »psychologische Umkehrung« nennt.

Psychologische Umkehrung ist ein Zustand, in dem wir sagen, daß wir eine Sache wollen, der Muskeltest aber eine gegenteilige Reaktion offenbart. Jemand sagt zum Beispiel, er möchte Klavier spielen lernen, aber er findet nie Zeit, Stunden zu nehmen und zu üben. Seine Handlungen verlaufen entgegengesetzt zum Erreichen des Ziels.

Es gibt eine kinesiologische Möglichkeit, solche psychologischen Umkehrungen zu korrigieren und die versteckten Konflikte zu lösen, welche die Menschen daran hindern, ihre selbstgesteckten Ziele zu erreichen. Sie hilft, die tieferliegenden unbewußten und emotionalen Einstellungen aufzuspüren, die uns beeinflussen.

Aus zwei Gründen ist es sinnvoll, herauszufinden, ob wir uns in einem Zustand der psychologischen Umkehrung befinden:
1. Wir wissen dann, ob wir uns unbewußt selbst »sabotieren«.
2. Wir können, falls das so ist, etwas dagegen unternehmen.

Selbsthilfetips

Obwohl es vielleicht noch weiterer kinesiologischer Verfahren bedarf, um alle notwendigen Veränderungen durchzuführen, gibt es doch eine rasch wirksame und einfache »Korrekturmethode«, um das Energiemuster einer psychologischen Umkehrung günstig zu beeinflussen.

Korrektur einer psychologischen Umkehrung
▷ Denken Sie an ein Ziel, das Sie bisher noch nicht erreichen konnten. Beobachten Sie, was Sie dabei spüren.
▷ Klopfen Sie auf den Akupunkturpunkt Dreifacherwärmer 3, der sich auf dem Handrücken befindet, zwischen dem Ringfinger und dem kleinen Finger, ungefähr zwischen den Fingerknöcheln und dem Handgelenk (siehe Abbildung 20).

Für manche Menschen ist es effektiver, wenn sie auf den Akupunkturpunkt Dünndarm 3 klopfen, der außen an der Hand liegt nahe der Falte, die entsteht, wenn Sie eine Faust machen (siehe Abbildung 21).

▷ Klopfen Sie auf die Punkte, wie oben beschrieben (oder bitten Sie eine zweite Person, das für Sie zu tun), während Sie den Satz wiederholen: »Trotz der psychologischen Umkehrung in bezug auf ... liebe ich mich und vergebe mir, akzeptiere und respektiere mich!«

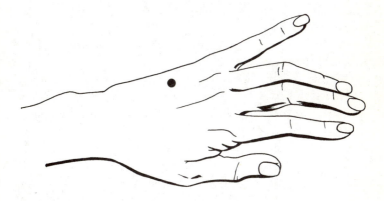

Abb. 20: Die Lage des Akupunkturpunktes Dreifacherwärmer 3.

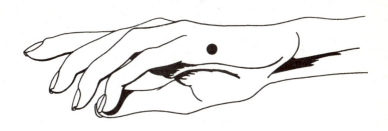

Abb. 21: Die Lage des Akupunkturpunktes Dünndarm 3.

▷ Während Sie klopfen und diesen Satz mehrfach wiederholen, sollten Sie auch mit den Augen rotieren – indem Sie Ihre Augen rundherum in alle möglichen Richtungen bewegen.

Achten Sie besonders auf die Richtungen, die Ihre Augen anscheinend gern übergehen wollen.

Alternatives Verfahren
Klopfen Sie sanft und langsam dreißig Sekunden lang auf beide Stirnecken, während Sie zweimal folgende Feststellung aussprechen: »Ich löse mich aus dem Zustand, daß ich selbst die Ursache meiner Begrenzung bin.«

Bewußte Ängste lösen
Halten Sie dreißig Sekunden lang leicht die beiden Gehirnpunkte, während Sie mit einem langanhaltenden Seufzer tief ausatmen. Wiederholen Sie zweimal folgenden Satz: »Ich habe den Mut, mich so zu nehmen, wie ich bin. Angst hat mir noch nie Nutzen gebracht.«

Ich möchte Ihnen im nächsten Kapitel einige Vorschläge machen, wie Sie sich und anderen helfen können, die Funktion des Gehirns zu fördern, Ihre allgemeine Energie zu verstärken und das Wohlbefinden zu verbessern. Die folgenden Übungen können zu Hause oder bei der Arbeit, im Klassenzimmer oder auf dem Spielfeld durchgeführt werden.

7.
Testen und Überwinden von Lernschwierigkeiten, Harmonisierung der Gehirnhälften

Bildungs-Kinesiologie, die im Amerikanischen *Educational Kinesiology* heißt und auch unter dem Namen *Edu-Kinesiologie* bekannt ist, kann auf einem weiten Feld angewandt werden. Sie eignet sich vor allem, um die Lernfähigkeit zu verbessern – Lesen, Schreiben, Verständnis, Konzentration und Gedächtnis, wie auch physische Koordination und Leistungsfähigkeit.

Die Techniken der Edu-Kinesiologie beinhalten bestimmte Übungen, Training von Augenbewegungen und Akupressurtechniken. Anders als andere Körpertherapien vermittelt die Edu-Kinesiologie dem Nervensystem sehr spezifische Impulse, die dazu beitragen, die Koordination von links und rechts sowie vorn und hinten zu verbessern.

Die Edu-Kinesiologie wurde 1980 von Paul Dennison entwickelt. Manche Verfahren daraus haben Eingang in die Angewandte Kinesiologie gefunden, in das Touch-for-Health-System und in weitere Richtungen der Kinesiologie.

Das Gehirn ist seiner Natur nach elektrisch. Seine Schaltkreise übermitteln Informationen, und es agiert in vielerlei Hinsicht wie ein sehr großer, leistungsstarker, vernetzter Computer.

Jeder von uns hat auf der einen oder anderen Ebene irgendeine Lernschwierigkeit. Der Unterschied liegt darin, daß die Probleme mancher Menschen nur geringfügig sind und sich auch nur in Streßsituationen zeigen, während das Gehirn anderer Menschen bei der kleinsten Provokation zu einer Fehlfunktion neigt.

Einer der Schlüssel, um die Vernetzung der Schaltkreise zu verstehen, besteht darin, zu erkennen, was notwendig ist, um Ihr Gehirn zu trainieren und wie es eigentlich funktioniert. In Wirklichkeit haben wir es mit zwei Gehirnen zu tun: Die linke und die rechte Gehirnhälfte oder »Hemisphäre« wirken auf unterschiedlichen Ebenen und haben unterschiedliche Funktionen; sie zusammen bilden das Ganze. Nach Phillip Crockford, einem Gehirnspezialisten, ergeben sich fast alle Lernschwierigkeiten aufgrund einer Störung im Zusammenwirken der beiden Gehirnhälften. Wenn sie nicht aufeinander abgestimmt sind, neigen wir dazu, nur mit der einen oder der anderen Hemisphäre zu operieren, und werden damit begrenzt und einseitig.

Wenn wir »umschalten«, um mit der linken Gehirnhälfte zu arbeiten, neigen wir dazu, uns sehr einzusetzen und uns zu stark auf die Arbeit zu konzentrieren, was häufig zu Konzentrationskopfschmerzen und auf diese Weise auch zu Lernproblemen führt.

Wenn wir auf die rechte Gehirnhälfte umschalten, gibt es eine Tendenz, »auszusteigen«, zu träumen und sich nur schwer auf Einzelheiten zu konzentrieren.

Egal mit welcher der beiden Hemisphären wir gerade primär arbeiten – die Herausforderung und Lernaufgabe besteht stets darin, beide Hälften zu koordinieren und zusammenarbeiten zu lassen.

Die Hauptursache für all diese Probleme ist Streß. Die Welt ist heutzutage für so viele Leute ein Ort voller Streß, und dieser Streß nimmt täglich zu.

Es gibt verschiedene Arten von Streß:
- ▷ Umweltstreß durch Lärm, Radio, Fernsehen, Mikrowellen und sozial-ökonomische Faktoren;
- ▷ Biochemischer Streß durch entwertete Lebensmittel und schlechte Wasserqualität, zunehmenden Konsum von Fast food, Unwissenheit über Ernährung und persönliche Hygiene usw.;
- ▷ Emotionaler Streß durch Beziehungen und gesellschaftliche Situationen, hohe Erwartungen von Eltern, Lehrern, Gleichaltrigen, Vorgesetzten usw.;
- ▷ Struktureller Streß aufgrund einer schlechten Körperhaltung, schlechter Fitness, Sehschwierigkeiten, Problemen mit dem Kiefergelenk und den Zähnen usw.

Immer wenn das Streßniveau steigt, sinkt die Koordination und Kooperation zwischen den beiden Gehirnhälften entsprechend ab. Dann brauchen wir Methoden, welche die physische Funktionsfähigkeit des Gehirns verbessern, um auch unsere Lernfähigkeit zu verbessern.

Die beiden Gehirnhälften

Das Gehirn ist in zwei Teile geteilt, die beiden Hemisphären, welche über eine »Brücke« miteinander verbunden sind, die medizinisch *corpus callosum* genannt wird. In den Zellen dieser Brücke gibt es vergleichsweise weniger Gehirnschaltkreise oder Neuronen als in jeder der beiden Gehirnhälften. Das bedeutet, daß unter Streß diese Brücke eher blockiert werden kann, weil ein relativ größerer Anteil an Schaltkreisen nicht störungsfrei funktioniert. Eine Blockade dieser Gehirnbrücke führt zum mangelhaften Austausch zwischen der linken und der rechten Hemisphäre oder zu einem kompletten Ausfall. Damit wird es schwieriger oder gar unmöglich, das Gehirn als Ganzheit einzusetzen – was bei der Lernfähigkeit klar zu Tage tritt.

Es gibt eine direkte Beziehung zwischen konkreten Lernproblemen und der Integration und Synchronisation beider Gehirnhälften.

▷ Die linke Hemisphäre (der linke Gehirnteil) ist zielgerichtet, analytisch und analog in ihrer Funktionsweise. Man nennt diesen Teil auch das mentale, verbale und »ausprobierende« Gehirn.

▷ Die rechte Hemisphäre (der rechte Gehirnteil) ist ungerichtet, ganzheitlich, synthetisch und simultan in ihrer Funktionsweise. Man nennt diesen Teil auch das emotionale, Reflex- oder Gestalt-Gehirn.

Jede Lernaufgabe erfordert eine Integration dieser beiden Funktionsweisen, eine Synchronisation beider Gehirnhälften. Wenn beim Lernen Probleme auftauchen, müssen wir uns darum kümmern, diese Integration wiederzuerlangen.

Der Grundansatz der Edu-Kinesiologie besteht darin, alle Formen von Streß zu entdecken und zu vermindern und gleichzeitig das Nervensystem wieder darauf einzustellen oder regelrecht »zu trainieren«, daß wir als integrierte Wesen agieren.

Dieser Bildungsprozeß bedeutet, daß man der Ganzheit von Körper und Geist spezifische Informationen durch bestimmte Übungen der Edu-Kinesiologie vermittelt. Das hilft dem Gehirn, seine Integrationsarbeit besser zu leisten – mit mehr Freude und weniger Streß.

Wir verwenden Muskeltests, um verschiedene Streßtypen zu entdecken, und führen dann Verfahren zur Streß-Verminderung und Gehirnintegration durch, mit Hilfe der erwähnten Übungen.

Die wichtige Bedeutung von Wasser

Wenn wir dehydriert sind, also zu wenig Wasser in unserem Körper haben, beeinträchtigt das die Leistungsfähigkeit vieler Körperfunktionen. Davon ist auch die Funktion unseres

Gehirns und Nervensystems betroffen. Wenn wir unter einem Mangel an Wasseraufnahme leiden, kann unsere Koordinationsfähigkeit und Konzentrationskraft leiden, und wir sehen uns unter Umständen mit Lernschwierigkeiten konfrontiert.

Durst ist leider kein verläßlicher Indikator dafür, ob wir Wasser brauchen oder nicht. Wenn unsere Konzentration schwächer oder unser Verhalten unausgeglichen wird, oder wenn wir leicht irritierbar werden, kann das ein Anzeichen für Wassermangel sein!

Sie können unter Umständen eine sehr deutlich erfahrbare Verbesserung der Konzentrations- und Lernfähigkeit feststellen, wenn Sie ganz einfach ein Glas Wasser trinken.

Der Wasser-Haartest
Finden Sie einen starken Anzeigemuskel. Dann halten oder ziehen Sie leicht Haare von der Testperson, während Sie den Muskeltest durchführen. Die Testperson kann auch ihr eigenes Haar halten bzw. leicht ziehen. (Es spielt prinzipiell keine Rolle, ob es sich um Kopfhaar handelt oder zum Beispiel

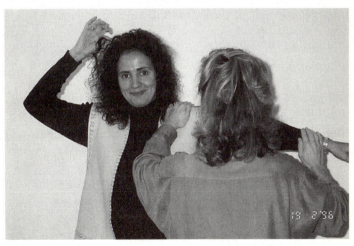

Abb. 23: Haare halten.

Haare oder Härchen an den Armen oder bei Männern auf der Brust.) Ziehen Sie nicht stark, sondern spannen Sie die Haare nur ganz leicht.

Falls der Muskel nachgibt, wenn am Haar gezogen wird, bedeutet das, daß die Testperson mehr Wasser trinken sollte. Wenn Sie den gleichen Test wiederholen, nachdem die Testperson Wasser getrunken hat, werden Sie feststellen, daß die Muskelreaktion wieder gestärkt ist.

Die Kinesiologie erhebt nicht den Anspruch, Dehydration des Körpers oder einen anderen klinischen Zustand medizinisch gesichert mit dem Wasser-Haartest diagnostizieren zu können. Wir wissen nur, daß es einen Zusammenhang gibt zwischen dem Trinken von Wasser und den Ergebnissen eines solchen Tests.

Selbsthilfe

Achten Sie darauf, wie Sie sich fühlen, bevor Sie Wasser trinken, und achten Sie dann darauf, wie Sie sich fünf Minuten später fühlen, nachdem Sie Wasser getrunken haben. Überprüfen Sie Ihre geistige Wachheit, das Gespür für die Verbindung mit Ihrem Körper, Muskelspannungen in verschiedenen Teilen des Körpers. Sie werden vermutlich schon nach kurzer Zeit eine bemerkenswerte Verbesserung Ihres Gesamtzustands und Ihres Wohlbefindens feststellen können.

Achtung:
Industrielle kohlensäurehaltige Limonadengetränke, Milch, Kaffee, Tee, Kräutertees und Fruchtsäfte besitzen nicht dieselbe revitalisierende Wirkung wie klares Quellwasser bzw. Mineralwasser ohne Kohlensäure. Da diese erstgenannten Getränke wie Nahrungsmittel behandelt worden sind, wirken sie auf unsere Körper-Biochemie anders als reines Wasser.

»Umschalten«

Der Körper besitzt ein elektromagnetisches Feld. Elektromagnetische Felder sind gepolt bzw. haben eine Polarität. Wenn diese Polarität umgekehrt wird, entsteht im Signalsystem des Körpers und des Gemüts Verwirrung. Die Umschaltung der Polarität bedeutet eine Energiestörung im bioelektrischen Körperfeld. In der Edu-Kinesiologie (siehe nächstes Kapitel) wird die Umschaltung als eine Störung der Integration der beiden Gehirnhälften erklärt.

Korrektur der Polarität
Diese Übung ist einfach und wirksam:
▷ Halten Sie eine Hand auf den Bauchnabel und reiben Sie mit der anderen Hand zwei Punkte, die nahe dem Übergang zwischen Schlüsselbein und Brustbein sind. In der Akupunktur nennt man diese beiden Punkte K 27, in der Edu-Kinesiologie heißen sie »Gehirnpunkte« oder »Gehirnknöpfe« (siehe Abb. 4 auf Seite 53).

Aktivierung der Gehirnpunkte
Die »Gehirnpunkte« erleichtern Aktivitäten, welche eine umfassende Gehirnfunktion erfordern – wie zum Beispiel Lesen und Studieren – indem sie die beiden Hemisphären harmonisch aufeinander einstellen. Diese Punkte dienen auch dazu, eine neue mentale Perspektive zu gewinnen, wenn Sie sich zu sehr in Details verloren haben oder in einer Angelegenheit zu einseitig geworden sind. Führen Sie diese Übung zehn bis dreißig Sekunden lang durch.

Tips:
▷ Es spielt keine Rolle, welche Hand Sie in welcher Position benutzen oder ob Sie die beiden Punkte nacheinander oder gleichzeitig reiben und massieren.
▷ Wenn Sie sich nicht sicher sind, wo diese Punkte genau lie-

gen, dann reiben Sie einfach eine größere Fläche, bis Sie sich mit dieser Übung vertrauter gemacht haben.
▷ Ihr Druck auf den beiden Punkten sollte fest sein – ein leichter Druck wirkt nicht so gut.
▷ Die Ergebnisse sind deutlich besser, wenn Sie mit einer Hand den Kontakt mit dem Bauchnabel die ganze Zeit über beibehalten.

Punkte gegen Müdigkeit, Verwirrtheit und Leistungsschwäche

Die folgenden Punkte stammen aus dem Buch *Brain Gym* von Paul Dennison. Die Aktivierung dieser Punkte wirkt im Rahmen des chinesischen Energiemodells. Von dort ist bekannt, daß Energiebahnen, sogenannte Meridiane, den ganzen Körper durchziehen, Organe, Körperteile und Zellen miteinander verbinden und mit Energie versorgen. Wenn der Fluß in einer oder mehreren dieser Bahnen stockt, entstehen Gesundheitsstörungen, Unwohlsein und schließlich Krankheiten. Wenn der Energiefluß wieder in Gang gebracht wird, so hat das unmittelbare positive Auswirkungen auf den Gesamtzustand des Körpers und der Psyche. Dennison nennt diese Punkte übrigens »Knöpfe« (buttons).

Aktivierung der Erdpunkte

Diese Punkte helfen, die Dimensionen von oben und unten zu integrieren, sich besser zu erden, sich stabiler zu fühlen und sich praktisch orientieren zu können:
▷ Legen Sie zwei Finger einer Hand direkt oberhalb des Schambeins und zwei Finger der anderen Hand direkt unterhalb der Unterlippen auf dem Körper auf.
▷ Reiben oder massieren Sie die Punkte zehn bis dreißig Sekunden lang. Blicken Sie dabei zusätzlich nur mit Ihren Augen nach oben und unten (ohne Ihren Kopf zu bewegen), um die Integration zwischen oben und unten zu unterstützen.

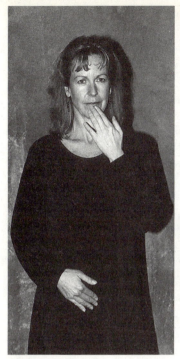

Abb. 23: Erdpunkte.   *Abb. 24: Raumpunkte.*

▷ Wiederholen Sie dasselbe, indem Sie nun die Hände umgekehrt einsetzen.

Aktivierung der Raumpunkte
Diese Punkte helfen bei der Gehirnintegration von vorn und hinten, die dazu beiträgt, daß wir einen klaren Kopf haben und Entscheidungen rasch treffen können:
▷ Legen Sie zwei Finger über die Oberlippe und die Finger der anderen Hand an das Steißbein.
▷ Reiben oder massieren Sie diese Punkte zehn bis dreißig Sekunden lang; wiederholen Sie den Vorgang mit umgekehrter Handhaltung.

Cooks Verknüpfung

Der Name dieser Übung bezieht sich auf ihren Entdecker oder Erfinder, Wayne Cook, einen Experten elektromagnetischer Energie. Sie dient dazu, den Wirkungen der Umweltverschmutzung zu begegnen. Sie hilft, alle Akupunkturmeridiane in einen ausgeglicheneren Zustand zu bringen.

»Cooks Verknüpfung« verbindet alle Energieschaltkreise im Körper miteinander und bringt die elektrische Körperenergie wieder in Fluß, wenn sie zuvor blockiert war. Diese Übung wird Ihnen helfen, wenn Sie sich verwirrt fühlen, wenn Sie »schweben« oder es als schwierig empfinden, Ihre Aufmerksamkeit bewußt auf etwas auszurichten und »dabeizubleiben«. Ich stelle Ihnen hier eine für unsere Zwecke leicht veränderte Version der Übung vor:

Teil 1:
Halten Sie Ihre Beine und Arme in einer Achterposition. (Das wird den Energiefluß des Körpers korrigieren, indem verschiedene bioelektromagnetische Ströme verbunden werden.)

Teil 2:
Lösen Sie die Achterposition auf, und stellen Sie beide Füße flach auf den Boden. Berühren Sie Ihre Fingerspitzen mit einem leichten Druck. (Das gleicht den Energiefluß zwischen den beiden Gehirnhälften aus und verbindet sie.)
Führen Sie jeden Teil etwa eine Minute lang durch. Sie können die Übung auch nach Wunsch verlängern. Indem diese Energiemuster miteinander verbunden werden und wenn Sie dazu gleichmäßig atmen, vermindert das Streß und erlaubt dem Körper, ein Gleichgewicht zu finden.

Achtung:
Die meisten Menschen bringen den linken Knöchel über den rechten Knöchel und das linke Handgelenk über das rechte.

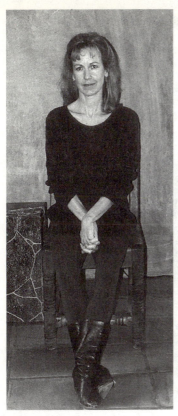 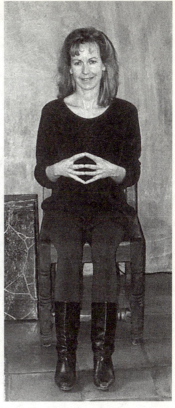

Abb. 25a:
Cooks Verknüpfung Teil 1.

Abb. 25b:
Cooks Verknüpfung Teil 2.

Für manche Menschen ist es jedoch günstiger, den ersten Teil der Übung mit umgekehrten Positionen durchzuführen, so daß der rechte Knöchel über dem linken und das rechte Handgelenk über dem linken ist.

Überprüfen Sie das selbst: Welche Position fühlt sich besser an? Stellen Sie fest, welche Position zu den besseren Ergebnissen führt. Wenn Sie einmal die für Sie beste Position gefunden haben, wird sie sich kaum mehr verändern.

Ohrübung

Ohren scheinen als Antennen zu funktionieren, um Energie in den Körper zu ziehen. Ohren wirken wie ein Hologramm, welches den gesamten Körper spiegelt. Das Touch for Health-Handbuch beschreibt eine Methode, mit der man die Ohrenergie testen kann. Die Übung besteht darin, das ganze Ohr zu »entrollen« und es zu massieren.

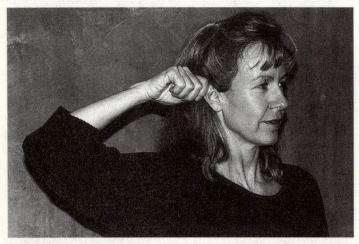

Abb. 26: Ohrübung.

Beginnen Sie oben am Ohr und arbeiten Sie sich langsam und sanft hinunter bis zum Ohrläppchen. »Entrollen« und massieren Sie beide Ohren.

Das kann zu einer spürbaren Verbesserung der Beweglichkeit des Nackens, zu einer Verminderung von Nackenverspannungen sowie zu einer allgemeinen Steigerung des Wohlbefindens führen. Diese Energetisierung der Ohren unterstützt ebenfalls die Integration der beiden Gehirnhälften über die Gehörnerven und verbessert die Fähigkeit des Zuhörens und Verstehens.

Überkreuz-Bewegung

Überkreuz-Bewegungen sind Teil eines neurologischen Programms, um die beiden Gehirnhälften zu integrieren. Man bewegt dabei die jeweils gegenüberliegenden Arme und Beine. Die einfachste Form besteht darin, beim Spazierengehen mit den beiden Armen in entgegengesetzter Richtung zu schwingen. Das aktiviert die beiden Hemisphären gleichzeitig und eignet sich als gute Aufwärmübung. Überkreuz-Bewegungen werden Ihnen helfen, Ihre Konzentration und Koordination, Ihr Selbstvertrauen und Ihr generelles Energieniveau zu verbessern.

Tips für Überkreuz-Bewegungen:
Berührung: Berühren Sie das jeweils gegenüberliegende Knie. Das gibt Ihnen taktiles Feedback, was Überkreuz-Bewegungen am Anfang oft erleichtert.

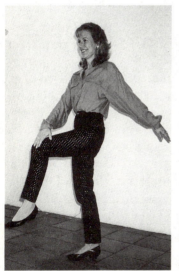 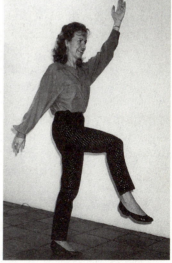

Abb. 27a, 27b: Überkreuz-Bewegungen.

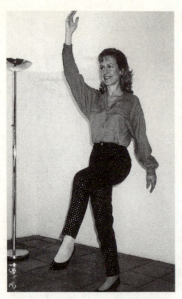 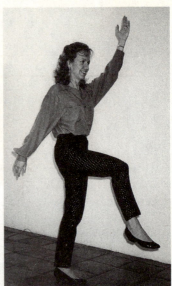

Abb. 28a, 28b: Auf der Stelle gehen.

Spiegel: Führen Sie die Übung vor einem Spiegel durch. Das gibt Ihnen visuelles Feedback, was manchen Menschen lieber ist.

Im Liegen: Sie können auch damit anfangen, die Übung im Liegen durchzuführen. Wenn Sie oder Ihr Kind Koordinationsprobleme haben, kann Ihnen eine zweite Person helfen, indem der jeweils gegenüberliegende Arm und das Bein von dieser zweiten Person hochgehoben werden.

Mit Musik: Es gibt viele Arten von Musik, die Ihnen Spaß machen und Sie bei der Übung unterstützen können. Probieren Sie etwas aus.

Hüpf-Bewegung: Dabei hüpfen Sie, während Sie die Überkreuz-Bewegung machen. Das ist einfach, macht Spaß und hilft sehr, sich zu integrieren.

Auf der Stelle gehen: Gehen Sie auf der Stelle und beugen Sie dabei die Knie. Jedes Mal, wenn Sie ein Bein hochheben,

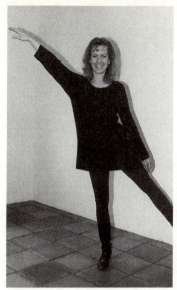 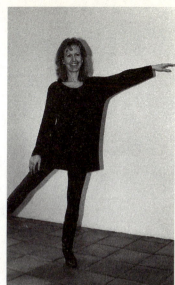

Abb. 29a, 29b: Schwingen.

schwingen Sie mit dem gegenüberliegenden Ellenbogen höher als Ihre Schulter. Schwingen Sie mit dem anderen Arm zurück.
Gerade schwingen: Schwingen Sie jeweils mit dem gegenüberliegenden Bein und Arm gerade zur Seite.
Bein anheben: Heben Sie das Bein hinter Ihrem Körper an, berühren Sie die Ferse mit der gegenüberliegenden Hand hinter Ihrem Körper. Schwingen Sie den anderen Arm über Ihren Kopf.

Sie können die drei oben beschriebenen Übungsteile auch in einer Abfolge zusammenfassen, zum Beispiel mit Musik.

Beginnen Sie langsam und sanft
▷ Bis Sie Erfahrungen damit gesammelt haben, sollten Sie die Überkreuz-Bewegung mit Berührung ausführen, wobei die gegenüberliegende Hand das gegenüberliegende Knie berührt.

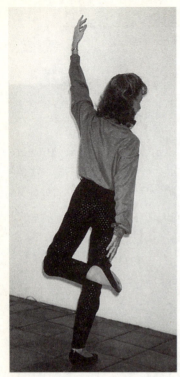 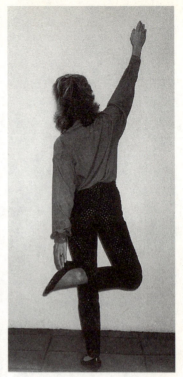

Abb. 30a, 30b: Bein anheben.

▷ Fühlen Sie sich ein, nehmen Sie sich Zeit, Ihr Bewußtsein so zu öffnen, daß Sie Ihre ganzen Körperbewegungen wahrnehmen.
▷ Atmen Sie lang, tief, weich und entspannt.
▷ Wenn Sie Musik dabei hören, lassen Sie sich auf den Rhythmus ein, und schnippen Sie mit den Fingern dazu, falls Sie das mögen.
▷ Haben Sie Spaß.

Nahrungsmittel und die Integration der Hemisphären

Biozide Nahrungsmittel wirken auf den gesamten Organismus als Streßfaktoren. Auch die Integration der beiden Gehirnhälften leidet oftmals darunter, was sogar zu einer schlechteren Konzentrationsfähigkeit, zu Hyperaktivität bei Kindern, Verhaltensstörungen oder Schulproblemen führen kann.

Wenn man mit kinesiologischen Muskeltests diese negativ wirkenden Nahrungsmittel identifiziert und dann vermeidet, trägt das zur Reduzierung von Streß im Nervensystem und zu einer Verbesserung des allgemeinen Wohlbefindens bei.

Augenintegration beim Lesen

Das, was wir im linken Teil unseres Gesichtsfelds sehen, wird hauptsächlich von unserer rechten Gehirnhälfte interpretiert, während unser Gesichtsfeld rechts vorwiegend von der linken Gehirnhälfte gedeutet wird. Die Trennlinie zwischen der linken und der rechten Hälfte des Gesichtsfelds ist eine vorgestellte senkrechte Linie genau vor uns, die man Mittellinie nennt. Der Bereich um die Mittellinie herum wird von beiden Gehirnhälften gemeinsam interpretiert.

Zu lesen ist eine der komplexesten Aufgaben, die wir unserem Gehirn auftragen:
▷ Unsere Augen müssen von links nach rechts wandern, überqueren dabei die Mittellinie und machen es damit notwendig, daß unsere Gehirnfunktionen leicht von einer Gehirnhälfte zur anderen überwechseln.
▷ Wir benutzen unsere linke Hemisphäre (die für das lineare Denken, Logik und Sprache zuständig ist), um die Abfolge von Buchstaben in eine Kette von Wörtern und Sätzen zu übertragen.
▷ Wir benutzen unsere rechte Hemisphäre (die visuelle Inte-

gration und Intuition), um die Bedeutung der Kette von Wörtern und Sätzen zu verstehen.

Muskeltests zum Lesen
Testen Sie einen Anzeigemuskel. Lesen Sie einen Absatz oder zwei und testen Sie den Muskel erneut. Sie können laut lesen, leise und/oder sich auch nur vorstellen zu lesen.

Falls der Muskel nachgibt bzw. »abschaltet«, wird das als ein Mangel an Augenintegration gewertet.

Seitliche Bewegung
Dieser Test prüft die Integration Ihrer Augen und Augenmuskeln bei seitlichen Bewegungen. Zwanzig Wiederholungen entsprechen der visuellen Ermüdung von ungefähr einer halben Stunde Lesen.

Der Test funktioniert so:
▷ Finden Sie zunächst einen starken Anzeigemuskel.

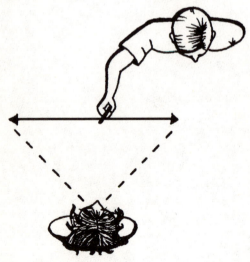

Abb. 31: Seitliche Augenbewegung.

▷ Dann bitten Sie eine zweite Person, irgendein Objekt in angenehmer Entfernung vor Ihren Augen hin und her zu bewegen. Sie folgen den Bewegungen des Objekts nur mit Ihren Augen, während Sie Ihren Kopf dabei stillhalten.

Achtung: Falls Sie im Verlauf dieser Übung eine Muskelabschaltung erfahren, der Anzeigemuskel also nachgibt, können Sie vielleicht besser verstehen, warum Sie einschlafen, wenn Sie lesen, oder warum Sie Schwierigkeiten beim Lesen haben.

Die liegende Acht
Diese Übung hilft, die Gehirnfunktionen beider Gehirnhälften besser auf körperliche Bewegungen abzustimmen. Sie trainiert die Fähigkeit der Augenmuskeln die Mittellinie des Gesichtsfelds zu überqueren:
▷ Stellen Sie sich auf der Wand oder in der Luft eine große, liegende Acht vor. Nehmen Sie einen Stift zur Hand, strecken Sie den Arm fast ganz gerade aus und beginnen Sie nun, mit dem Stift die Linie dieser liegenden Acht nachzufahren, indem Sie links oben anfangen.
▷ Folgen Sie den Bewegungen der Hand mit Ihren Augen.
▷ Gehen Sie immer in der Mitte hoch und heben Sie den Arm

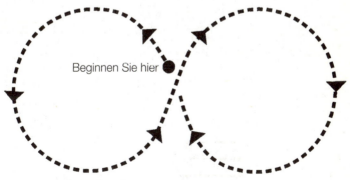

Abb. 32: Die liegende Acht.

über Schulterhöhe. Bewegen Sie den Arm langsam und leicht, und passen Sie auf, daß Sie der Bewegung der Hand nur mit Ihren Augen folgen, ohne den Kopf zu bewegen. Wir wollen die Augenmuskeln trainieren.
▷ Wiederholen Sie dieses Muster viele Male.
▷ Wiederholen Sie diese Übung dann mit der anderen Hand.
▷ Wiederholen Sie die Übung erneut, aber nun mit beiden Händen, die Sie zusammenhalten, und folgen Sie der Bewegung der beiden fast ganz gerade ausgestreckten Arme mit Ihren Augen.

Sie können diese Übung gut als Selbsthilfeübung einsetzen. Führen Sie vor und nach der Übung einen Muskeltest durch, um die Wirkung festzustellen.

8.
Testen von Tieren

Tiere, wie Säugetiere und Vögel, verfügen über einen der Anatomie des Menschen ähnlichen Körperbau. Ihre Körper haben die gleichen Systeme und Organe wie der menschliche Körper, und die Organe sind mehr oder weniger am gleichen Platz. Ihre Muskelstrukturen sind natürlich auf ihre Lebensweise und ihren Körpergebrauch abgestimmt.

Unterschiedliche ganzheitliche Methoden wirken auf verschiedenen Energieebenen. Kräuter, Nahrungsergänzungsstoffe, Diät und Massage üben spezifische Wirkungen auf den physischen Körper aus und finden ihre eigenen Antworten auf der entsprechenden Ebene.

Homöopathie, Akupunktur und Kinesiologie wirken sowohl auf sichtbaren wie auf unsichtbaren Ebenen. Homöopathie wirkt auf der ätherischen Ebene und auf den Emotional- und Mentalkörper. Blütenessenzen reichen in ihrer Wirkung von der ätherischen bis zur spirituellen Ebene. Akupunktur richtet seine Wirkung auf die Energiekanäle, die Meridiane des Körpers.

Kinesiologie wirkt und »funktioniert« auf allen Ebenen, den sichtbaren und unsichtbaren, vom physischen Körper bis hin zur spirituellen Ebene. Die Heilung ist nicht vollständig, bis alle Ebenen geklärt sind, ob das Problem oder die Gesundheitsstörung nun körperlich, emotional oder verhaltenspsychologisch bedingt ist. Emotionale Schmerzen führen sowohl bei Menschen wie auch bei Tieren zu Krankheit.

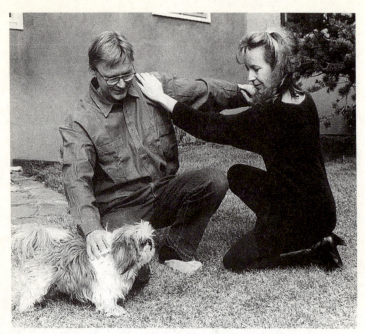

Abb. 33: Wir können auch mit Tieren kinesiologisch arbeiten.

Ein Tier mit einer körperlichen Krankheit wird auch mental-emotionale Symptome zeigen. Es spielt keine Rolle dabei, ob die Krankheit den emotional gestörten Zustand hervorbringt oder ob der Ursache-Wirkung-Zusammenhang umgekehrt ist. Es geht darum, beide zu heilen.

Wenn wir Kinesiologie anwenden, um die emotional-mentale Ebene mit der physischen zu integrieren, führt das zu einer umfassenderen Heilung. Wenn wir den Körper heilen, ohne uns um die Gefühle zu kümmern, können auch bei Tieren wie bei Menschen die körperlichen Symptome wieder auftreten oder sich in Form eines anderen Krankheitsbildes zeigen.

Wenn ein Tier in physisch gutem Gesundheitszustand gestreßt, wütend, niedergeschlagen, eifersüchtig oder verwundet wirkt, können sich die Emotionen im Körper manifestieren, um sich schließlich als physische Krankheit auszuwirken. Emotionale Streßfaktoren und Traumata können sich auch in Verhaltensstörungen niederschlagen.

Haustiere spiegeln fast immer die Gefühle der Menschen. Das mag zu ihrer Rolle als Behüter von Menschen gehören, aber sie leiden darunter und brauchen Hilfe. Sie werden zu »Puffern«, um Menschen zu beschützen und ihnen deren Schmerzen zumindest teilweise abzunehmen.

Es stellt eine ungewöhnlich große Hilfe dar, mit Tieren in Kontakt zu stehen und zu kommunizieren, um emotionale Traumata zu heilen. Streicheln und zärtliche, liebevolle Zuwendung bringen den Tier-Patienten enorm voran. Aber Tiere haben wie Menschen ihre eigene Weltsicht und Lebensweise, und selbst die liebevolle Zuwendung erreicht unter Umständen nicht die Ursache der Verletzung. Es bedarf dann mehr.

Kinesiologie funktioniert für Tiere genausogut wie für Menschen, und die Heilung, die mit diesen Techniken möglich ist, ist tiefgreifend.

Teil IV

Verantwortung für die eigene Gesundheit übernehmen

»Wenn du immer das tust, was du schon immer getan hast, wirst du immer das bekommen, was du schon immer bekommen hast.«

Anonymus

1.
Heilung bewußt anstreben

Es gibt einen sehr wichtigen Faktor bei jeder Heilung, der im allgemeinen übersehen oder zu wenig beachtet wird. Dieser Faktor bestimmt das Ergebnis jeder Behandlung, und wir sollten ihn näher betrachten.

Unsere Körper haben unendliche Weisheit, und nur wir als Individuum sind für unsere eigene Heilung verantwortlich! Wir müssen die Verantwortung für uns selbst übernehmen und unseren Anteil an dem, was geschieht, akzeptieren. Wir können die Probleme des Lebens nur lösen, indem wir sie eben wirklich lösen – und nicht davonlaufen oder den Kopf in den Sand stecken. Bevor wir ein Problem lösen können, müssen wir die Verantwortung anerkennen, die wir in bezug auf dieses Thema selbst besitzen. Es nutzt nichts zu sagen: »Das ist nicht mein Problem.« Wir können nicht darauf bauen, daß jemand anderer unsere Probleme löst.

Zu viele Menschen versuchen, Leid und Schmerzen zu vermeiden, indem sie sich einreden, daß ein Problem, das sie betrifft, von anderen Menschen verursacht worden sei und sie selbst nur »Opfer« sind. Das funktioniert nicht und führt auf die Dauer zu noch mehr Leid. Wir müssen bereit sein, uns zu heilen, um uns heilen zu können!

Nehmen wir an, daß eine Therapieform vielleicht angemessen und sinnvoll ist und es dennoch keine Fortschritte bei der Heilung gibt oder es sogar zu Rückfällen kommt. Was geschieht da? Man müßte wissen, ob die betreffende Person geheilt werden möchte oder nicht!

Es gibt viele Menschen, die sagen, daß sie gesund werden möchten, aber tief in ihrem Innern wollen sie es doch nicht. Dafür gibt es zwei Hauptgründe:
1. Scham, Schuldgefühle und ein Mangel an Selbstwert;
2. Sie »profitieren« (bewußt oder unbewußt) von ihrer Krankheit. Dieser »Profit« besteht meist darin, die eigenen Themen und Probleme zu vermeiden oder zu verdrängen, Aufmerksamkeit oder Mitleid zu erhalten, eine andere Person oder eine Situation damit kontrollieren zu können, oder sogar über den derzeitigen (Leidens-)Zustand Rache ausüben zu können.

Die Verantwortung, sich zu wandeln und wieder gesund zu werden, liegt beim Klienten bzw. Patienten, nicht beim Behandler!

Kinesiologie gibt uns Werkzeuge in die Hand, um unterbewußte Widerstände gegen Transformation und Heilung aufzulösen:
▷ Der Mensch muß wirklich willens, bereit und fähig sein, das Bedürfnis bzw. die Bedürftigkeit nach einem Problem auf allen Ebenen des Seins loszulassen, sei es bewußt oder unterbewußt.
▷ Der Mensch muß wirklich willens, bereit und fähig sein, allen Nutzen von Wandlung und Heilung anzunehmen – ebenfalls auf allen Ebenen.
▷ Der Mensch muß die Absicht und die Entschiedenheit besitzen, positive Veränderungen in seinem Leben auch tatsächlich zu verwirklichen.

In Beratungsgesprächen begegne ich immer wieder Klienten, die sagen, daß sie geheilt werden möchten – und ich glaube ihnen, weil sie ja sonst nicht in die Praxis gekommen wären. Aber auf einer bestimmten, unterbewußten Ebene sind sie dann doch (noch) nicht ganz bereit oder fähig, ihre Gesundheitsstörung loszulassen und den Nutzen einer Veränderung zum Guten anzunehmen. Dafür ein Beispiel:

Einer Klientin wurde während der Beratung bewußt, daß sie als siebenjähriges Mädchen Asthma hatte, um so die Aufmerksamkeit ihrer Mutter zu erlangen. Dieses Muster war ihr derart in der »Zellbewußtsein« eingeprägt, daß sie sich auch heute als 39jährige nicht ohne weiteres davon lösen konnte – obwohl sie natürlich erkannte, daß Asthma ihr heute keine Liebe »einbringt«.

Die Entscheidung, etwas zu unternehmen und die notwendigen Schritte auch wirklich durchzuführen, um Gesundheit aufzubauen und zu erhalten, ist also ein wesentlicher Aspekt von Heilung und Entwicklung. Erfolg stellt sich, wie bei Unternehmern im Geschäftsleben, erst ein, wenn man dafür konkret und kreativ arbeitet.

Wichtig ist, nicht nur bewußt, sondern auch auf den unbewußten und unterbewußten Ebenen den Erfolg zu wollen und alle Kraft einzusetzen, um die notwendigen Schritte zu unternehmen. Wie steht es zum Beispiel mit unseren guten Vorsätzen, die wir mehr oder weniger regelmäßig zu Neujahr fassen? Wieviele davon werden verwirklicht? Was geschieht?

Besteht ein Mangel an Disziplin, sind wir uns selbst gegenüber zu wenig ehrlich? Für unser Tagesbewußtsein mögen die Gründe unklar sein – jedoch ist ihre Existenz sehr real.

Verschiedene kinesiologische Techniken können solche Energieblockaden, Gedankenmuster und Glaubenssätze auflösen, die mit dem unterbewußten »Profit« zu tun haben, wenn das Leid weitergeführt wird. Es ist wichtig, daß wir den angeblichen Gewinn, den uns alte Muster zu versprechen scheinen, als illusionär durchschauen, um uns von den Mustern lösen zu können.

Diese kinesiologischen »Korrekturen« oder Behandlungen sind wesentlich, um langanhaltende Verbesserungen in unserer umfassenden Gesundheit zu erzielen. Wenn wir versäumen, uns mit dem unterbewußten Widerstand gegen Heilung auseinanderzusetzen, bedeutet das, daß wir versäumen, die wahren Probleme zu erkennen.

Wahre Heilung heißt, daß wir uns entscheiden, Verantwortung für unsere eigene Heilung zu übernehmen, und uns verpflichten, unseren Überzeugungen, Gedanken, Emotionen, Verhaltensweisen und Handlungen – ihren Grundlagen, Mustern und Wirkungen – ins Gesicht zu blicken, dafür geradezustehen und dann weiter voranzugehen. Dabei handelt es sich um eine bewußt getroffene Entscheidung, die von innen kommt.

In dem Maße, in dem wir unseren alten »Müll« und unser »Übergepäck« entsorgen bzw. loslassen, fangen wir an, Freude und Humor in unserem Leben zu sehen: Gesegnet sind jene, die über sich selbst lachen können, denn sie werden nie aufhören, amüsiert zu sein.

Es ist Ihre Verantwortung, ein neues Bewußtsein zu entwickeln und die daraus resultierenden Veränderungen in Ihrem Leben zu akzeptieren. Es ist Ihre Verantwortung, alle notwendigen konstruktiven Schritte zu unternehmen, um Ihr Leben ganzheitlich gesund und erfolgreich zu gestalten.

Eine Klientin wollte erfolgreicher werden. Wir arbeiteten an der Auflösung ihrer alten Geldmuster. Zwei Wochen später rief ich sie an und fragte, wie es ihr gehe. Ihre Antwort lautete, sie hätte nun schon zwei Wochen darauf gewartet, daß etwas passieren würde, aber nichts war geschehen. Hatte sie verstanden, worum es wirklich ging? Nein!

Erfolg kommt nicht von außen, sondern von innen – ob es sich nun um Gesundheit oder Geld handelt. Mit der kinesiologischen Arbeit können wir Verhaltensmuster und Energieblockaden auflösen, aber die Kinesiologie lebt nicht Ihr Leben und ist kein Füllhorn, das nach einer Sitzung automatisch die Segnungen der ganzen Erde über Sie ausschüttet. Sie müssen beginnen, selbst Verantwortung zu übernehmen und nicht nur Ihre inneren Einstellungen, sondern auch Ihre äußeren Verhaltensweisen zu verändern und zu verbessern.

Ist etwas zu teuer oder können Sie es sich zur Zeit einfach (noch) nicht leisten? Werden Sie Ihre Energie damit verschwenden, sich über angeblich zu hohe Preise aufzuregen, oder aktivieren Sie sich, um mehr Geld zu verdienen? Es ist Ihre eigene Wahl, ob Sie sich als Opfer vermeintlich äußerer Umstände von außen bestimmen lassen wollen oder ob Sie ganz persönlich Verantwortung für Ihr eigenes Leben übernehmen.

Wir sollten erkennen, daß es die kleinen, feinen Veränderungen in unserer Wahrnehmung sind, welche die großen, bedeutenden Veränderungen in unserem Leben bewirken.

2.
Sie brauchen Kinesiologie nicht immer

Nutzen und Mißbrauch von Muskeltests – Was Sie den Körper fragen sollten und was nicht

Die Kinesiologischen Muskeltests funktionieren nach einem Ein/Aus-Mechanismus. Was Sie den Körper auch fragen mögen: Er wird Ihnen nur eine dieser beiden Antwortmöglichkeiten, die er im Rahmen von Muskeltests hat, geben können. Mit Muskeltests testen Sie den Streß und die Energiewirkungen, die eine Frage, ein Thema oder ein Gefühl in Ihrem Körper auslösen.

Können Sie exakte Antworten über Ihr früheres oder jetziges Leben auf diese Weise erhalten? Nein! Der Muskeltest signalisiert Ihnen (nur oder immerhin!), ob der Körper in dieser Situation des Muskeltests Streß erfährt oder nicht. Wir fragen nach der Streßreaktion in bezug auf das jeweilige Thema, nicht nach dem Inhalt des Themas selbst.

Ich möchte Ihnen empfehlen, keine Fragen über die Zukunft zu stellen, zum Beispiel über zukünftige Krankheitsrisiken und dergleichen. Sie werden als »Antwort« meistens nur die (oft unterbewußte) Erwartungshaltung der Testperson erhalten. Wenn es um die Zukunft geht, spielen zu viele variable Faktoren mit hinein, um durch Muskeltests ein klares Bild zu erhalten.

Was konkrete Krankheiten angeht, ist es mir wichtig zu unterstreichen: Wir diagnostizieren und/oder behandeln nicht die

Krankheit oder die Krankheitssymptome, sondern arbeiten kinesiologisch mit den negativen Streßenergien, die von einer Situation, einer Krankheit, einem Symptom oder einem zentralen Gefühl ausgehen. Dafür möchte ich Ihnen ein konkretes Beispiel geben:

Sie fragen den Kinesiologen: »Sollte ich mich operieren lassen?« Die Frage an den Muskeltest würde in diesem Fall richtig lauten: »Wir wollen herausfinden, wieviel Streß der Gedanke an eine Operation für Sie auslöst.« Wir können den eventuell vorhandenen Streß kinesiologisch auflösen, damit Sie dann – ohne unter Streß zu stehen – für sich selbst die richtige Entscheidung treffen können.

Bei solchen Fragen wie: »Welches Pferd gewinnt das Rennen?«, »Welcher Beruf wäre am besten für mich?« oder »Soll ich mich scheiden lassen?« ist die Vorgehensweise dieselbe: Lassen Sie uns erst kinesiologisch testen, ob und welche Art von Streß das betreffende Thema auslöst, lassen Sie uns dann den Streß durch »balancing« und »clearing« auflösen, und dann werden Sie in der Lage sein, die entsprechende Entscheidung selbständig und eigenverantwortlich zu treffen.

Die bisherigen Forschungsergebnisse deuten darauf hin, daß Muskeltests bis zu 97 Prozent Genauigkeit der Resultate erzielen, wenn sich die Fragen auf Gegenwart oder Vergangenheit beziehen und wenn die Frage konkret und genau definiert worden ist. Zukünftige Ereignisse oder die Entwicklung von Krankheiten lassen sich mit dieser Methode nicht genau voraussagen (und vermutlich auch mit keiner anderen Vorgehensweise).

Arbeiten Sie nur mit einem Kinesiologen, dem Sie wirklich vertrauen. Er oder sie sollte eine Technik zur »Freischaltung« der Schaltkreise benutzen, sollte neutral bleiben können, selbst integer und seriös sein, und über langjährige Erfahrung sowie klare Unterscheidungskraft verfügen, wenn es darum geht, Themen und Streßfaktoren genau zu bestimmen.

Manche Menschen sind von Muskeltests so begeistert, daß sie beginnen, diese kinesiologische Methode überall und jederzeit anzuwenden. Häufig ist das ganz in Ordnung, manchmal jedoch ist der Test in der betreffenden Situation nicht angemessen.

Es klingt vielleicht albern, aber ich kenne ein paar Menschen, die nicht aus dem Haus gehen und nichts in ihren Mund stecken, ohne vorher zu testen, ob das in Ordnung ist. Andere wieder wollen anhand von Muskeltests überprüfen, was sie anziehen und als nächstes unternehmen sollen. Solche Anwendung führt Muskeltests offensichtlich ad absurdum. Ich kann eine solche, gelinde gesagt, oberflächliche Art des Umgangs mit Kinesiologie auf keinen Fall empfehlen.

Der Nutzen von Muskeltests

Muskeltests stellen ein wunderbares Werkzeug dar, um Streßfaktoren herauszufinden und Blockaden aufzulösen, die uns daran hindern, konstruktive und sinnvolle eigene Entscheidungen für uns zu treffen.

Muskeltests richten sich an unsere innere Intelligenz, an wahre Intuition – die Antwort kommt immer von innen. Der Körper weiß, worum es geht und was gut für ihn ist, und damit ist die Grundlage gelegt, daß wir eben dies auch erkennen können. Wir wissen einfach oft gar nicht, wieviel wir wissen!

Muskeltests geben uns die Gelegenheit zu lernen, auf die Botschaften unseres Körpers zu hören und auf unsere tiefe, eigene innere Weisheit zu vertrauen.

Sinneserfahrungen wie Hitze, Kälte, Leichtigkeit, Schweregefühl, Kompaktheit, Unklarheit, ein Energieentzug in verschiedenen Teilen des Körpers stellen Botschaften dar, die unser inneres Wissen spiegeln. Diese Erfahrungen sind Teil des Biofeedbacksystems des Körpers, genauso wie Schmerzen und die »Anschaltung« oder »Abschaltung« von Muskeln im Verlauf von Muskeltests. Muskeltests stellen ein Werkzeug für den Therapeuten dar, um dem Klienten oder Patienten zu helfen, seine eigene Heilfähigkeit zu erschließen und zu aktivieren.

Wir sollten Muskeltests nicht dazu mißbrauchen, uns bewußte, eigenverantwortliche Entscheidungen abzunehmen. Das werden sie nicht tun!

Lassen Sie uns statt dessen eigene Entscheidungen treffen, die auf der Klarheit aufbauen, die wir durch die Auflösung alter Muster gewonnen haben, welche das Fragethema vernebelt hatten. Jetzt haben wir die Chance zu heilen und zu wachsen, jetzt haben wir die Möglichkeit, unsere persönlichen Stärken zu fördern, unsere bereits existierenden Fähigkeiten und Fertigkeiten auszubauen und den Weg für eine vielversprechende, großartige Entwicklung freizumachen.

Kinesiologie und die Kunst des Muskeltests ist für uns ein Weg, um unser Leben selbst in die Hand zu nehmen und uns selbst um unser Wohlbefinden zu kümmern. Dieser Weg, diese »Methode« soll und kann nicht unsere Eigenverantwortung ersetzen. Entdecken wir aufs neue unsere eigene Kraft, optimale Gesundheit und Wohlbefinden zu erlangen und das erfüllte Leben zu schaffen, nach dem wir uns sehnen. Kinesiologie kann uns dabei helfen, überflüssigen Ballast abzuwerfen, uns darüber klarzuwerden, was wir wirklich für uns selbst wollen, für unsere Familie und Freunde, unsere Gemeinschaft und den gesamten Planeten – und dann diese Träume auch zu verwirklichen.

Seien Sie, wie Sie sein möchten – mehr als Sie glauben!

Mit Kinesiologie zu heilen ist eine Lernerfahrung und eine Erfahrung, die uns transformiert. Wir selbst sind verantwortlich für unsere Erfahrungen. Der Sinn der kinesiologischen Arbeit besteht darin, daß wir mehr über uns selbst lernen und Muskel-Feedback dazu benutzen, ein neues Niveau von Gleichgewicht und optimalen Funktionen unseres Organismus zu erzielen.

Alle mentalen, emotionalen und körperlichen Veränderungen, die wir im Verlauf der kinesiologischen Arbeit erleben, sind ein Ergebnis unserer eigenen Fähigkeit zu lernen, zu wachsen und bewußt zu entscheiden und uns zu verändern. Die positiven Resultate ergeben sich nicht aufgrund der Arbeit eines Therapeuten, an der wir unbeteiligt sind, sondern aufgrund unserer eigenen Intelligenz und Körperweisheit. Sie ergeben sich aus uns selbst, als Teil unserer persönlichen Entwicklung auf dem Wege zu Lösung, Heilung, Wachstum und Gleichgewicht.

Kinesiologie als ein ganzheitliches Heilsystem hilft dem Menschen, seine Integrität und Einheit zu finden. Vertrauen Sie auf sich, übernehmen Sie Verantwortung für Ihre Gesundheit und Ihr Leben. In dem Maße, in dem Sie mit Ihrer eigenen inneren Kraft mehr in Verbindung stehen, entwickeln Sie Mitgefühl und Vergebung für sich selbst. Sie werden dann die Herausforderung annehmen, sich mit den wirklich wichtigen Themen und Problemen auseinanderzusetzen, sich zu heilen und zu dem ganzen Menschen zu werden, der Sie in Wahrheit sind.

Sie können nach den Sternen greifen!

Literaturhinweise

Literatur zur Kinesiologie

Elizabeth und Hamilton Barhydt, *Self-Help For Stress And Pain*, Loving Life, USA 1989.

Glynn T. Braddy, *Improper Fat Accumulation (IFA) Program*, Sydney 1985.

John Chitty & Mary Louise Muller, *Energy Excercises*, Murrieta Foundation, USA 1990.

Phillip Crockford, *Permanent I.Q. Boost*, A Triple Five Publication, Sydney, Australien 1988.

Paul Dennison & Gail Dennison, *Brain Gym*, Edu-Kinesthetics Inc., USA 1986.

John Diamond, *Life Energy*, Dodd, Mead & Company, New York 1985.

Norma Easter-Harnack und Richard L. Harnack, *Fears, Phobias and Fantasies*, Kinetic Integration Institute, USA 1990.

Gregory Gralton und Tony Lilley Gralton, *Food & Supplement Testing*, Human Potential Workshops, Australia 1992.

Tim Spong & Vicki Peterson, *Food Combining*, Pub Milner.

Diane Stein, *Natural Healing for Dogs & Cats*, The Crossing Press, Freedom, California 1993.

Gordon Stokes & Daniel Whiteside, *Tools Of The Trade*, Thoth Inc., USA 1991.

John F. Thie, *Touch for Health*, De Vorss, USA 1973.

Wayne Topping, *Success Over Distress*, Topping International Institute, USA 1990.

Maggie La Tourelle (with Anthea Courtney), *Thorsons Introductory Guide To Kinesiology*, Thorsons, England 1992.

Alice Vieira, *Belief Systems And Your Personal Power*, TPCS Publishers, USA 1994.

Bei oben genannten Büchern sind auch Handbücher im Eigenverlag enthalten, zu denen es keine weiteren bibliographischen Angaben gibt.

Weiterführende Literatur

Ingrid S. Kraaz von Rohr & Wulfing von Rohr, *Die richtige Schwingung heilt* – Das Standardbuch zu Bachblüten in Verbindung mit anderen Naturheilmethoden, Goldmann Verlag, München 1995.

Wulfing von Rohr, *So bleiben Sie gesund!* – Einfache Praxistips für Harmonie und Wohlbefinden zu Atmung, Körperhaltung, Ernährung, positivem Denken und Bewußtseinswandel, Fischer Media Verlag, Münsingen 1996.

Adressen

Informationen über Aus- und Fortbildungsseminare, persönliche Beratung und Sitzungen sowie Workshops für Laien und Therapeuten mit Leila Parker erhalten Sie bei

Leila Parker
1224 Apache Ave.
Santa Fe, NM 87505, USA
Tel./Fax (505) 438-2090

oder

Seminarservice WRAGE
Schlüterstraße 4
D-20146 Hamburg 13
Tel. 0 40/45 52 40
Fax 0 40/44 24 69